노년기 스트레스의 이해

이봉재 지음

신정

이 책은 서울신학대학교 백주년 기념사업
출판연구비 지원으로 출간되었습니다.

머/리/말

사람은 남녀노소, 빈부귀천을 막론하고 누구나 근심, 걱정을 안고 살아간다. 요즘 말로 스트레스 속에서 살아가게 마련이다. 그래서 근심, 걱정 없는 사람을 찾으려면 공동묘지에나 가보라는 말을 하기도 한다. 이처럼 우리는 살아있는 한 어쩔 수 없이 이런 저런 스트레스와 함께 살아갈 수밖에 없는 존재들이다. 그런데 문제는 이 스트레스의 영향으로 인해 만성피로증후군에 시달리기도 하며, 우울과 불안으로 고생하기도 한다. 그래서 사람들은 이러한 스트레스를 조절하거나 경감시키고자 다양한 시도들을 하며 여러 가지 방법들을 통해 스트레스에서 벗어나고자 하는 노력들을 기울이고 있다.

한편 우리 사회는 노인인구의 급속한 증가로 인해 과거 가족, 사회, 국가 차원에서 경험해 보지 못했던 많은 문제에 직면해 있다. 예를 들어, 기초노령연금과 관련한 사회적 논란, 황혼이혼의 급증, 노인자살률의 급증, 노인요양서비스 수요의 증대 등의 문제는 노인 개인의 문제일 뿐만 아니라 노인을 부양하고 있는 가족과 국가 · 사회의 문제가 되고 있다. 따라서 사람들은 오래살기를 원하지만 오래 산다는 것이 누구에게는 결코 즐거운 일이 아닐 수도 있다는 것이다. 인간은 전 생애에 걸쳐 스트레스를 경험하는데 다만 차이가 있다면 생애주기나 개인에 따라 스트레스의 원인이나, 종류, 경험하는 정도와 결과의 차이를 보일 뿐이다. 특별히 85세 이상 초고령 인구의 비중이 점점 늘어나고 있는 이 시점에서 노인들이 경험하는 스트레스에 대한 이해는 더 이상 미룰 수 없는 주요한 과제가 되고 있다.

저자가 이 책의 집필을 생각하게 된 것은 크게 두 가지 이유 때문이다. 먼저, 많은 선행연구들에서 현대사회를 살아가고 있는 노인들이 직면하는 다양한 심리사회적 어려움에 영향을 미치는 요인으로서 노인들이 지각하는 스트레스를 유의미한 요인으로 손꼽고 있다. 예를 들어, 노인들이 나타내고 있는 우울수준에 영향을 미치는 요인으로 이들이 지각하는 스트레스를 강조하고 있으며, 독거노인들의 자살생각에 영향을 미치는 유의미한 설명변인으로서 스트레스를 확인하고 있다. 또한 스트레스가 노화 과정에 미칠 수 있는 영향에 대한 흥미로운 보도가 최근 있었다. 이 보도는 스트레스가 노화 과정에 미칠 수 있는 영향을 다음과 같이 다섯 가지로 정리하고 있다. 첫째, 사람들이 일하는 가운데 경험하는 직장에서의 스트레스는 세포 내 DNA에 부정적 영향을 미침으로서 노화와 관련될 수 있다. 즉 직무스트레스의 수준이 가장 높게 나타난 사람들의 텔로미어 길이가 가장 짧은 것을 통해 볼 때 스트레스는 노화를 촉진하는 식으로 세포에 손상을 입힌다는 것이다. 둘째, 심지어 스트레스와 관련된 단순한 생각마저도 세포의 노화를 촉진시킬 수 있는 것으로 나타났다. 셋째, 스트레스는 뇌를 늙도록 만드는 데 기여한다. 그래서 임상연구에서는 스트레스를 더 많이 받을수록 뇌가 더 빨리 노화된다는 사실을 보고하고 있다. 넷째, 스트레스 호르몬은 혈압을 높이고 심박동수를 빠르게 하는 것뿐만 아니라 시력과 청력의 손실을 이끎으로써 노화를 촉진하기도 한다. 다섯째, 스트레스는 건강하지 못한 라이프스타일을 가져오는 것으로 알려져 있다. 즉 사람들은 스트레스에 처하게 되면 폭식과 같은 나쁜 식습관, 운동 부족, 과음, 약물 의존 등과 같은 식으로 행동하게 된다. 이런 건강하지 못한 습관은 우리 몸에 좋지 않은 영향을 끼칠 뿐만 아니라 노화에도 부정적 영향을 미치게 된다는 것이다.

하지만 여기까지이다. 많은 선행연구들에서 노인들의 심리사회적 어려움에 스트레스가 영향을 미치고 있다는 점은 확실히 규명하고 있다. 하지만 어떤 대처자원들이 이들이 지각하는 스트레스를 감소시킬 수 있는지, 사회적으로는 어떤 스트레스 조절 프로그램이 노인들이 지각하고 있는 스트레스를 관리하는 데 적용되고 있는지를 함께 조망할 수 있는 책을 찾기 힘든 실정이다. 따라서 이 책은 이러한 차원의 정보를 제공하고자 하는 의도를 가지고 집필하게 되었다.

이 책을 집필하고자 한 또 다른 이유는 다음과 같다. 과도한 스트레스가 인간을 포함한 유기체의 신체적, 정신적 건강에 부정적 영향을 미치는 사실은 많은 선행연구결과들에서 확인할 수 있는 사실이다. 예를 들어, 죽음의 위협, 가까운 가족이나 친구의 죽음, 충격적인 외상 사건 등과 같은 스트레스는 급성 스트레스 장애나 외상 후 스트레스 장애와 같은 정신장애로 발전하기도 한다. 그런데 지금까지의 책들은 대상과 관련해서 주로 아동, 청소년, 여성들이 경험하는 스트레스의 부정적 영향에 대한 분석과 대처에 대한 내용의 책들이 다수를 차지하고 있다. 또한 스트레스 분야별 측면에서는 직무스트레스라고 하는 차원에서 다양한 직업군들의 직무스트레스에 대해서 살펴보고 있음을 알 수 있다. 그런데 노인인구의 급증과 노인문제의 심각성을 고려할 때, 생애발달단계에 있어서 다른 발달단계와는 다른 노인들이 지각하는 스트레스에 대한 내용적 차이를 다룬 책은 찾아보기 힘든 실정이다. 의학의 발달과 생활수준의 향상으로 사람들의 평균 수명이 늘어나는 긍정적 현상이면에는 수많은 노인문제들이 자리 잡고 있다. 그리고 이러한 문제로 인해 노인들은 과거와는 다른 스트레스에 직면하게 되고 그로 인한 심리사회적·신체적 문제들을 경험하게 된다. 생애주기별로 볼 때, 다른 생애주기별 집단과 마찬가지로 노년기는 이전의 생애주기와는 다른 독특한 차별성을 가진다. 이러한 차별성은 이들이 경험하고 지각하는 스트레스에 있어서도 마찬가지이다. 즉 노인들은 지금까지 살아온 이전의 생애주기와는 다른 신체적, 심리적, 사회적 차원에서의 변화에 직면하여 이전에 경험해 보지 못했던 스트레스를 겪게 되고 그에 따른 영향을 받으며, 그것을 극복하고자 할 때 사용하는 대처수단과 방법 또한 다름을 의미한다.

이 책에서는 노인이 지각하는 스트레스의 원인과 결과라는 차원에서 노인들을 둘러싸고 있는 스트레스와 그 결과에 대해서 폭넓게 이해할 수 있도록 다양한 견해들을 소개하고자 하였다. 또한 스트레스가 삶에 동반되는 불가피한 현상이라면 이러한 스트레스를 관리하는 기술적인 방법이 어떻게 노인들에게 적용될 수 있는지를 살펴보았다. 그리고 마지막으로 국가 · 사회에서는 노인들의 스트레스 감소를 위해 어떠한 사회적 대응을 제도와 정책 차원에서 마련하고 있는지 그리고 그 방향은 어떤 식으로 설정해야 하는지에 대해서까지도 검토하였다. 따라서 이 책은 일반 독자들뿐만 아니라 노인복지 분야를 공부하는 학생들과 다양한 노인복지 분야에서 종사하는 전문가들이 읽기에도 적합한 책이라고 할 수 있다. 아무쪼록 이 책이 현대사회를 살아가는 노인들을 이해하고 돕는 일에 일조하기를 바라면서, 도서출판 신정의 최용구 사장님과 관계자 여러분들께 깊은 감사를 드린다.

2014년 4월

저자 씀

차/례/

CHAPTER 01

왜 노인의 스트레스인가?

01 왜 노인의 스트레스인가?

"너희 젊음이 너희 노력으로 얻은 상이 아니듯,
내 늙음도 내 잘못으로 받은 벌이 아니다."

- 영화 〈은교〉 중 이적요의 대사(2012)

노인인구의 급증은 산업구조, 재정과 금융, 부동산시장, 문화, 정치적 환경, 국가예산구조와 정책의 우선순위 등에 영향을 미칠 뿐만 아니라 다양한 사회문제에도 파급효과를 미치고 있다. 즉 UN은 한 나라의 전체 인구 가운데 65세 이상의 비율이 7%를 넘으면 '고령화 사회', 14%를 넘으면 '고령사회', 20%를 넘으면 '초고령사회'로 규정하고 있다. 이에 따라 우리나라의 경우 이미 지난 2000년 고령화 사회로 진입한 이후 빠른 속도로 고령사회로 진행하고 있는 추세이다. 그런데 세계 최고의 고령화 속도를 자랑하는 우리나라는 고령화 사회의 도래로 인해 다음과 같은 다양한 문제에 직면해 있다(권진숙 외, 2013).

첫째, 노인 빈곤문제는 심각한 사회문제가 되어 있다. 2011년 OECD 자료에 의하면, 65세 이상 노인가구에 있어서 중위소득가구의

50% 미만에 해당되는 상대적 빈곤율이 OECD평균이 13.5%인데 반해 우리나라의 경우 48.6%로서 OECD 평균의 3배를 넘는 것으로 나타났다. 이러한 노인 빈곤율은 2007년 44.6%, 2009년 47.0%였는데 시간이 갈수록 점점 높아지는 추세를 보이고 있다. 이에 따라 가난한 노인들은 늙어서까지, 아니 병들어 죽을 때까지 일을 해야만 하는 상황으로 내몰리고 있다.

둘째, 노인들로만 구성된 가구가 급속히 증가하고 있다. 지난 1980년대 초반의 경우 노인만 사는 세대는 20%에도 미치지 못하였으나, 최근에는 노인가구 중 노인 단독세대의 구성이 절반을 넘고 있는 실정이다. 이로 인해 은퇴와 사별 이후 외로움이 가중되고 있으며, 노인이 노인을 간병하는 노노케어의 문제와 노인의 고독사 문제 등이 심각한 사회문제가 되고 있다.

셋째, 노화에 따른 만성질환의 개인적, 가정적, 사회적 부담의 증가 역시 사회문제화되고 있다. 65세 이상 노인의 대다수가 장기간 치료 및 요양을 필요로 하는 만성 퇴행성 질환을 앓고 있으며, 전체 노인의 약 35%가 타인의 도움 없이는 일상생활 자체가 곤란한 처지인 것으로 알려져 있다. 이로 인해 해당 노인 본인의 삶의 질은 물론이고 간병을 담당하고 있는 배우자나 가족의 삶의 질과 정신건강에도 부정적 영향을 미치고 있다. 또한 요양과 간병 및 치료에 들어가는 경제적 부담은 가정과 국가경제에 큰 부담이 되고 있는 실정이다.

넷째, 최근의 이혼 감소 경향과는 반대로 2012년 이혼한 부부 네 쌍 중 한 쌍이 20년 이상 결혼생활을 한 이른바 '황혼이혼'인 것으로 나타났다. 대법원 자료에 의하면 전체 이혼은 5년째 감소세를 보이고 있는 반면, 동거기간이 20년 이상 된 부부의 이혼은 전체 이혼 중에서 26.4%를 차지하여 1997년 9.8% 이후 지속적으로 증가하고 있다. 황혼이혼은 남녀를 불문하고 젊은 시절의 이혼과는 다른 여러 가지 적응문제를 야기할 수밖에 없다. 그 가운데서도 여성노인의 경우에는 사회적 편견과 경제적 어려움으로 인해 부담이 더 큰 것으로 알려져 있다.

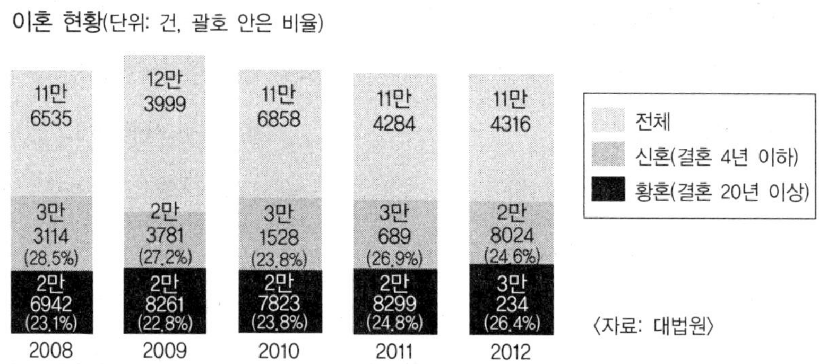

그림 1-1 ■ 결혼기간별 이혼변화

출처: 세계일보(2013.10.20).
http://www.segye.com/content/html/2013/10/20/20131020002974.html?OutUrl=naver

다섯째, 높은 노인 자살률이 사회문제가 되고 있다. 즉 노인 인구는 전체 인구의 11.2%에 해당하나, 노인 자살자 수는 전체 자살자 수의 27.7%에 해당하여 노인의 인구 대비 자살자 수가 다른 연령층에 비해 월등히 높음을 알 수 있다. 실제로 2011년 기준 노인 자살사망률은 인구 10만 명당 79.7명으로, 전체 자살사망률 31.7명의 2.5배에 해당할 만큼 심각하다. 따라서 보건복지부에서는 독거노인을 만성질환자, 실직자, 산재피해자, 이혼 및 사별한 사람 등과 같은 자살 고위험군으로 분류하여 다양한 정신보건 및 사회복지 서비스 제공을 통한 노인자살예방사업을 펼치고 있다(보건복지부, 2013).

앞서 언급한 노인문제들과 함께 노인들은 과거 본인들이 살아왔던 이전의 생애주기들과는 다른 상황으로 인해 새롭게 직면하는 스트레스들을 경험하게 된다. 즉 젊은 시절과 비교하여 변화된 신체적 조건은 점점 더 질병으로 이어지고 있음을 발견하게 된다. 그리고 가족의 생계를 책임졌던 과거와 달리 줄어든 소득은 기본적인 여가생활을 하기에도 벅찬 현실을 마주하게 함으로써 좌절감을 느끼기도 한다. 또한 일과 사람들에 파묻혀 살던 젊은 시절에는 사람들을 피해 한적한 곳에서 휴식을 취할 수 있는 시간을 원했지만 은퇴 이후에는 사람을 만날 일이 별로 없으며, 더군다나 친한 친구나 동료, 배우자가 먼저 사망한 후에는 마음을 터놓고 대화할 상대도 별로 없는 상황으로 변해 버린다.

이러한 변화들은 노인들에게 스트레스가 될 수 있는데 노년기의 스트레스는 고혈압, 당뇨 등과 같은 신체적 질병의 원인이 될 수도 있으며, 우울, 불안 등과 같은 심리사회적 고통의 원인으로 작용하기도 한다. 그런데 앞서 살펴본 다양한 문제들은 모두 노인들이 지각하는 스트레스와 직·간접적으로 연결되어 있다. 어떤 문제는 노인들이 지각하는 스트레스의 원인이 되기도 하고, 또 어떤 문제는 스트레스의 결과가 되기도 한다. 즉 늙고 병든 것도 서러운데 돈 마저 없는 빈곤의 문제는 노인들에게 있어서 경제적 스트레스가 될 것이며, 만성질환으로 인한 삶의 질 파괴는 노인들에게 있어서 엄청난 스트레스임에 틀림없다. 또한 이러한 스트레스는 노인들로 하여금 우울과 같은 정신건강의 문제로 발전하며 자살생각을 하게 만들고 일부는 실행에 옮기는 것으로 알려져 있다. 따라서 노화에 따라 새롭게 경험하는 스트레스를 효과적으로 다루고 스트레스로 인한 부정적 영향을 최소화하는 대응방식의 마련이 노인들에게 절실히 요구되고 있다(김석현, 2004).

선진국에서 장기간에 걸쳐 일어났던 것과 달리 우리 사회의 노인 인구 변화는 '고령화 사회'에서 '고령사회'로의 변화가 매우 빠른 속도로 진행되고 있다. 따라서 우리 사회의 노인들이 직면하고 있는 문제에 대해서 적극적으로 이해하고자 하는 시도를 하지 않는다면 노인들이 안고 있는 문제는 노인 개인이나 노인을 부양하는 가족뿐만 아니라 사회 전체의 문제가 될 우려가 높다. 이 책에서는 이러한 차원에서 노화와 관련하여 노인들이 지각하는 스트레스를 체계적으로 소개하고자 한다.

인간발달의 차원에서 시간이 지남에 따라 나이를 먹고, 늙어가는 것은 자연스러운 현상이지만 노년기 이전과 이후에서 보이는 스트레스의 원인과 반응의 차이를 알아보는 일은 오늘날 우리 사회가 직면한 다양한 노인문제를 근본적으로 이해하는 데 있어서 중요한 논의가 될 것이다. 일례로 노인들은 젊은이들과 비교하여 동일한 강도의 스트레스를 받았을 때 그 스트레스를 효과적으로 다루지 못하는 현상을 보인다. 이는 노인들이 젊은 사람들보다 더 많은 스트레스 호르몬을 분비하며, 더 천천히 스트레스 호르몬 수치를 정상 범주로 되돌리는 것으로 설명할 수 있다. 실제로 핀란드에서 교사를 대상으로 시행한 연구에서 고연령층의 교사들이 스무 살 이상 젊은 교사들보다 혈압이 높고 훨씬 더 많은 스트레스 호르몬에 노출된 것으로 나타났다. 스트레스 호르몬 수치의 차이는 고령의 교사들이 높은 수준의 직무스트레스에서 회복하는 능력이 떨어진다는 것을 의미하는 것으로 받아들여지고 있다. 즉 업무 중에는 젊은층과 고령층 모두에게서 높은 스트레스 호르몬 수치가 나타났지만 젊은 교사들은 고령층 교사에 비해 업무가 끝난 후에 스트레스 호르몬 수치가 더 빨리 감소하였다.

또한 유명한 스트레스 생리학 분야의 실험결과에 의하면 심리적인 스트레스와 노화의 가속화 사이에는 뚜렷한 연결고리가 있다는 것을 보여 주고 있다. 수년 동안의 연구를 통해 스트레스가 설치류, 곤충, 영장류 등을 빨리 늙게 한다는 것을 알게 되었고, 스트레스를 받은 경우 높은 콜레스테롤 수준, 고혈압, 고혈당, 복부 비만 등이 발생할 확률을 높이는 것을 발견하였다. 이러한 연구결과들은 젊은이들이 노인들보다 스트레스에 더 잘 대처할 수 있다는 것을 의미하며, 반대로 노인들이 스트레스에 취약하다는 점을 보여 주는 것으로 이해할 수 있다(Talbott, 2007).

이러한 차원에서 이 책에서는 노인들이 지각하는 스트레스를 다차원적으로 이해하는 데 초점을 맞추었다. 이를 위해 먼저 '스트레스에 대한 평가와 대처', '스트레스와 심리적 · 신체적 질병', '스트레스 반응과 생리학'에 대한 설명을 통해 스트레스에 대한 일반적 이해를 도모하게 된다. 이러한 바탕 위에 '노년기 스트레스의 특성', '노년기 스트레스의 원인', '노년기 스트레스의 영향' 등을 살펴봄으로써 노인과 스트레스에 대한 논의의 폭을 넓히게 된다. 이러한 과정을 거쳐 이

책의 마지막 부분에서는 '노년기 스트레스에 대한 사회적 대처'와 '노년기 스트레스 관리 프로그램' 등을 통해 노인들이 경험하고 지각하는 스트레스 수준을 감소시키고자 하는 개인적, 사회적, 제도적 노력들에 대해서 논의하였다.

CHAPTER 02

노인인구의 변화와 노인문제

02 노인인구의 변화와 노인문제

1. 노인인구의 급증

1) 노인인구의 변화

생활수준의 향상과 보건의료기술의 발전 그리고 영양, 안전, 위생 환경의 개선 등은 사람들의 수명을 지속적으로 연장시켜 인구의 고령화를 이끌고 있다. 이러한 현상은 전 세계적으로 나타나고 있는 변화이다. 즉 2010년 6억 명이던 전 세계 60세 이상 노인인구가 매년 2.6%씩 증가하여 2050년경에는 20억 명에 이를 것으로 전망하고 있다. 특히 선진국의 경우, 2050년에 60세 이상 노인인구가 전체 인구의 1/3에 이르고 저개발국가 역시 1/5 정도에 이를 것으로 추정하고 있다.

실제로 이러한 노인인구의 변화에 대한 전망은 통계적으로 평균수명의 증가추이와 노인인구의 증가추이를 통해 확인되고 있다. 먼저 우리나라의 평균수명이 지난 50년 동안 28.4세가 증가한 것을 알 수 있다. 표 2-1을 보면 평균수명은 1960년 52.4세에서 2010년 80.8세로 증가하였으며, 2050년에는 87.4세가 될 것으로 예측된다.

또한 통계청의 '2012년 생명표'에 의하면 평균수명의 연장으로 인

표 2-1 ■ 평균수명의 증가추이 (단위: 세)

연도	1960	1970	1980	1990	2000	2010	2020	2030	2050
전체	52.4	61.9	65.7	71.3	76.0	80.8	82.6	84.3	87.4
남	51.1	58.7	61.8	67.3	72.3	77.2	79.3	81.4	85.1
여	53.7	65.6	70.0	75.5	79.6	84.1	85.7	87.0	89.3

출처: 통계청(2012). 2012년 장래인구추계.

표 2-2 ■ OECD회원국 기대수명 비교

국가 · 기준연도		남성(A)		여성(B)		차이(B–A)	
		기대수명	순위	기대수명	순위	차이	순위
그리스	2010	78.4	15	82.8	19	4.4	26
네덜란드	2010	78.8	11	82.7	22	3.9	30
노르웨이	2010	79.0	10	83.3	14	4.3	27
뉴질랜드	2010	79.1	8	82.8	19	3.7	33
대한민국	2011	77.6	20	84.5	6	6.8	5
덴마크	2010	77.2	22	81.4	26	4.2	28
독일	2010	78.0	17	83.0	17	5.0	18
룩셈부르크	2010	77.9	18	83.5	11	5.6	14
멕시코	2011	73.2	29	77.9	33	4.7	21
미국	2010	76.2	26	81.1	27	4.9	20
벨기에	2010	77.6	20	83.0	17	5.4	16
스웨덴	2011	79.8	3	83.7	8	3.9	30

스위스	2010	80.3	1	84.9	3	4.6	22
스페인	2010	79.1	8	85.3	2	6.2	11
슬로바키아	2010	71.6	32	78.8	31	7.2	4
슬로베니아	2010	76.3	25	82.7	22	6.4	9
아이슬란드	2011	79.9	2	83.6	9	3.7	34
아일랜드	2010	78.7	12	83.2	15	4.5	24
에스토니아	2010	70.6	33	80.5	30	9.9	1
영국	2010	78.6	13	82.6	24	4.0	29
오스트리아	2010	77.9	18	83.5	11	5.6	14
이스라엘	2010	79.7	4	83.6	9	3.9	32
이탈리아	2009	79.4	7	84.6	5	5.2	17
일본	2010	79.6	5	86.4	1	6.8	6
체코	2010	74.5	28	80.9	28	6.4	9
칠레	2010	75.9	27	82.0	25	6.1	12
캐나다	2008	78.5	14	83.1	16	4.6	23
터키	2010	71.8	31	76.8	34	5.0	18
포르투갈	2010	76.7	24	82.8	19	6.1	12
폴란드	2010	72.1	30	80.6	29	8.5	2
프랑스	2011	78.2	16	84.8	4	6.6	7
핀란드	2010	76.9	23	83.5	11	6.6	7
헝가리	2010	70.5	34	78.1	32	7.6	3
호주	2010	79.5	6	84.0	7	4.5	24
OECD 평균		77.0		82.5		5.5	

* OECD Health Data, 2012 참조
* 국가의 배열순서는 가나다순
* OECD 평균 기대수명은 34개 회원국의 최근 자료를 이용하여 계산

출처: 통계청(2012). 2012년 생명표.

해 2011년 현재 40세 남성과 여성은 각각 39.0년, 45.4년, 60세 남성과 여성은 각각 21.4년, 36.5년 더 생존할 것으로 추정하고 있다. 이를 표 2-2의 OECD 34개 회원국 기대수명 평균과 비교하면 우리나라 남성의 기대수명은 OECD 평균인 77.0년보다 0.6년 높고, 여성은 OECD 평균 82.5년보다 2.0년 높은 것으로 나타났다(통계청, 2012).

표 2-3 ■ 연령계층별 고령인구 (단위 : %)

		1970	2000	2012	2020	2030	2040	2050
총인구		100.0	100.0	100.0	100.0	100.0	100.0	100.0
0~14		42.5	21.1	15.1	13.2	12.6	11.2	9.9
15~64		54.4	71.7	73.1	71.1	63.1	56.5	52.7
65세 이상		3.1	7.2	11.8	15.7	24.3	32.3	37.4
	65 ~74세	2.3	4.9	7.1	9.0	14.6	15.8	15.3
	75~84세 (75세 이상)	(0.8)	2.0	3.8	5.1	7.2	12.4	14.4
	85세 이상	-	0.4	0.9	1.6	2.5	4.1	7.7

출처: 통계청(2011). 2011년 장래인구추계.

이러한 평균수명의 증가추세는 노인인구의 급격한 증가로 이어지고 있다. 실제로 표 2-3에서 보듯이 2000년 65세 이상 노인인구가 전체 인구 비율 7%를 넘겨 '고령화 사회'에 진입한 이후, 2012년 현재 65세 이상 노인인구는 전체 인구의 11.8%를 차지하는 현상을 보이고 있다. 총인구에서 65세 이상 노인이 차지하는 비중은 1970년 3.1%에서 지속적으로 증가하여 2030년 24.3%, 2050년 37.4% 수준에 이를 것으로 전망하고 있다. 특히 85세 이상 초고령인구의 비중도

2012년 0.9%에서 2030년 2.5%, 2050년 7.7%로 크게 증가할 것으로 보인다(통계청, 2012).

2) 노인인구 증가에 따른 사회적 파장의 예

사람들의 수명이 늘어나고 노인인구가 차지하는 비율이 높아지면서 개인과 사회는 지금까지 경험하지 못했던 여러 가지 문제들에 직면하게 되었다. 노인 개인적으로는 은퇴 이후에도 20년 이상을 경제활동 없이 생활해야 하는 경제적 어려움을 안게 되었으며, 사회적으로는 결혼기피, 황혼이혼, 사별 등의 영향으로 독신노인 인구가 꾸준히 증가하는 현상을 보이고 있다. 그리고 의료기술의 발달에도 불구하고 당뇨, 심장병 등을 비롯한 만성질환에 시달리는 노인의 증가도 지속되고 있다. 이러한 노인들의 고령화 현상은 국가적으로도 노동시장의 변화, 사회보장제도의 확충, 보건의료비 부담의 증가 등과 같은 문제에 직면하게 만들었다. 하지만 자유주의와 보수주의적 관점이 강한 우리나라의 경우 노년기 삶의 다양한 문제들을 개인이나 가족의 책임으로 돌리는 경향이 높아 노인문제가 제대로 해소되지 못하는 다양한 사각지대들이 사회적 문제로 등장했다.

예를 들어, 노후소득보장을 위한 국민연금제도가 운영되고 있지만 평균 가입기간이 짧기 때문에 적절한 노후소득보장 수단으로서의 역할을 제대로 하고 있지 못한 실정이다. 이에 따라 기초노령연금제도가 2008년부터 국민연금 미가입자와 납부예외자의 기초소득보장을 위한 방안으로 시행되고 있다. 즉 우리나라의 전체 가구 빈곤율은

OECD 평균 수준인 16.5%인 반면 65세 이상 노인가구의 빈곤율은 67.3%를 나타내고 있다. 이는 OECD 평균의 4배가 넘는 수치이다. 이러한 노인빈곤문제의 심각성에 대처하기 위해 2008년부터 기초노령연금제도를 도입하여 저소득층 노인들에게 매월 일정 금액의 경제적 지원을 하고 있다. 그런데 최근 이 제도와 관련된 사회적 갈등이 정치 · 사회적 부담이 되고 있다. 특히 대선공약과 관련하여 다음과 같은 쟁점들이 논란거리가 되었다.

첫째, 기초노령연금의 소득역진적 현상에 대해서 우려하는 목소리가 있다. 보건복지부와 국민연금공단에 따르면 우리나라 노인인구 가운데 소득 상위 30%에 해당되는 노인은 180만 명으로 집계되고 있다. 이들 가운데 2011년 12월 기준, 국민연금을 받고 있는 노인은 55만 명뿐이다. 나머지 125만 명 중 공무원 연금, 사학연금 등을 받는 수급자는 25만 명이고, 100만 명은 국민연금을 받지 않으면서도 보유재산 등으로 소득 상위 30%를 유지하는 것으로 나타났다. 반면 국민연금을 받지만 소득은 하위 70%에 해당되는 노인인구는 101만 명에 해당된다. 따라서 애초의 구상대로 기초노령연금제도가 확대 실시되면 국민연금 비수급자인 소득상위 30%인 100만 명은 20만 원의 기초연금을 받는 대신, 소득 하위계층인 국민연금 수급자 101만 명은 기초노령연금 차등지급 기준인 국민연금 가입 여부로 인해 10만 원 내외의 기초노령연금을 받게 되는 모순된 상황이 예상됨에 따라 논란이 되고 있다.

둘째, 현재의 국민연금 기준은 지역가입자의 경우 한 달에 18만 7,200원씩 10년을 내야 65세 이후에 월 22만 5,700원을 받을 수 있도록 설계되어 있다. 그런데 기초노령연금은 국민연금에 가입하지 않아 노후에 빈곤문제가 심각한 사람들을 위해 마련되었다. 그리고 현 정부에서는 국민연금에 가입한 사람들은 기초부분이 20만 원에 미치지 못하는 부분만큼을 기초노령연금이 채워 주도록 논의하였다. 하지만 문제는 국민연금 가입자의 경우, 앞서 예를 든 사람은 10년 동안 가처분소득을 다른 용도로 사용하지 못하고 국민연금에 납입하였음에도 불구하고 국민연금에 가입하지 않은 사람이 매월 20만 원씩 기초노령연금을 받는 것과 크게 차이가 없다는 것이다. 그리고 물가상승률 등을 감안할 때, 오히려 국민연금을 가입하지 않은 채 국민연금에 납입하는 금액을 본인이 10년 동안 사용하는 편이 더 이익인 결과를 예상하도록 만든 것이 기초노령연금인 셈이 되었다. 사람들은 여유 돈이 남아돌아 매달 국민연금에 납부한 것이 아니기 때문에 기초노령연금이 기존의 국민연금 가입자에게 상대적인 불이익을 주는 정책이라는 불만이 나오고 있다. 동시에 국민연금과 기초노령연금을 동시에 수급하는 경우는 오히려 손해를 보는 것 아니냐는 논란이 지속되고 있다.

셋째, 정부의 기초노령연금 확대 실시 구상에 따르면 연금을 성실히 납부해온 저소득자의 혜택과 관련하여 가입자들의 불만을 사고 있다. 예를 들어, 현재 국민연금에 가입해 65세 이후 월 30만 원을 지급받는 노인의 경우 소득이 많거나 가입기간이 짧아 ‘기초부분’이 10만 원으로 적고, ‘소득비례부분’이 20만 원이라면 기초노령연금 확대 실시 이후, ‘기초부분’에 10만 원이 더해져 20만 원이 된다. 즉 10만 원이 늘어난 총 40만 원을 받게 된다. 그런데 같은 30만 원의 연금을 받아도 소득이 적거나 연금가입 기간이 길어 '기초부분'이 20만 원으로 많고 '소득비례부분'이 10만 원으로 적은 노인은 이미 '기초부분'이 20만 원인만큼 기초노령연금제도 확대 실시에 따른 연금 수령액의 변화는 없다. 따라서 가입기간이 길고, 저소득 계층에 속하는 노인의 경우 기초노령연금제도의 확대 실시에 따라 상대적으로 적은 혜택을 보는 데 대해 정서적으로 납득할 수 없는 불만이 따르게 된다.

넷째, 기초노령연금 급여액 산정을 위해서는 개별 노인들의 국민연금 가입 여부, 연금 수령액, 자산조사 등을 실시하여야 하기 때문에 행정력이 그만큼 더 투입되어야 하고, 예정대로 기초노령연금이 지급된다면 또 다른 사각지대가 발생할 것으로 우려하기도 한다. 특히 국민연금 납부기간이 짧아 연금 수령액이 낮은 비정규직 출신의 대상자들이 기초노령연금에서도 더 손해를 보게 된다는 지적들이 있다. 이러한 현상에 대해서 우리사회의 비정규직 양산으로 인한 근로시기의 높은 임금격차 문제가 노동시장에서 은퇴한 이후의 연금소득에서의 격차로 이어지는 문제가 있음을 지적받고 있다. 따라서 일부 전문가들은 이런 방식의 기초노령연금제도라면 정부가 국민들에게 주는 메시지는 결국 공적 연금을 통해 노후의 소득을 보장받을 생각은 하지 않는 것이 좋다는 것으로 밖에 볼 수 없다는 분석을 내놓기도 한다.

다섯째, 정부에서 추진하고 있는 기초노령연금의 확대는 지자체에 상당한 부담이 될 것으로 전망된다. 기초노령연금의 확대 실시에 따라 지금까지의 국비와 시비 그리고 각 자치구군 부담비율 7 : 2 : 1을 적용할 때 추가재원 마련의 부담이 상당할 전망이다. 전국에서 가장 먼저 울산광역시에서 추정한 추가재원 전망에 따르면, 시는 204억 원, 자치구군은 127억 원이 더 필요한 것으로 나타났다. 2011년 현재 울산시의 기초노령연금 수급자는 5만5,288명으로서 기초노령연금 수급액은 총 588억 원이다. 이 중 국비가 416억 원, 시비 106억 원, 자치구군이 66억 원을 부담하고 있다. 하지만 문제는 지방세 확대, 국고 보조율 인상 등이 동반되지 않고서 기초노령연금이 확대 실시될 때 지자체의 재정부담은 가뜩이나 지역복지의 지방 이양에 따른 지자체의 재정부담을 더 심화시킬 것으로 보인다.

여섯째, 기초노령연금을 받아 소득이 높아지면 기초생활수급자에서 탈락하는 노인층이 있을 수 있다. 따라서 이들에게 기초노령연금이 2배 인상될 수 있다는 소식은 전혀 반가운 뉴스가 아니다. 수급자 혜택을 계속 받기 위해서는 기초노령연금 신청을 하지 말아야 한다. 지금보다 몇 만 원 더 받기 위해 신청했다가 수급자격을 상실하게 되면 돈이 더 많이 드는 병원비 지원이 끊길 수 있기 때문이다. 현재 기초생활보장 수급자 138만 명 중에서 65세 이상은 27%인 37만 명이다. 이 가운데 노인에게 주는 기초노령연금이 20만 원으로 상향될 경우 이들의 소득은 1인 가구의 경우 10만 5,000원, 2인 가구의 경우 25만 원 정도가 늘어날 것으로 예상된다. 이와 관련하여 보건복지부는 기초노령연금이 20만 원으로 상향될 때, 소득기준 상승으로 인해 수급자격을 상실하는 대상자가 노인 1인 가구에서는 1만 3,000가구, 2인 가구가 2만 1,000가구로 총 3만 4,000가구에 해당되는 것으로 추산하고 있다. 또한 수급자 혜택을 유지하기 위해 아예 지금까지 받던 기초노령연금을 포기하면, 소득이 오히려 9만 5,000원 줄어드는 모순이 발생하게 된다. 즉 기초노령연금이 20만 원으로 상향되면서 자동적으로 소득이 올라가 수급자 선정기준에서 탈락하기 때문에 아예 지금까지 받던 기초노령연금을 전혀 받지 말아야 수급자 자격을 유지하게 되는 모순이 발생할 수도 있다. 이에 대해 정부 관계자는 노년층에 가장 큰 부담이 되는 의료비 때문에 의료급여를 계속 받고자 수급자에 계속 남으려는 노인들에겐 지금과 같이 기초생활수급과 연금수급 중 택일 할 수 있게 선택 기회를 주는 방침을 유지할 것을 밝히고 있다. 이상과 같은 논란들이 지난 1년 동안 기초노령연금제도의 확대실시 공약과 관련해서 우리 사회를 뜨겁게 달구었다. 이처럼 노인인구의 증가는 제도 하나, 정책 하나의 도입과 시행에 있어서도 엄청난 파급효과를 가져올 수 있는 문제가 되었다. 이밖에도 고재욱 · 황진수(2010)는 인구 고령화에 따른 사회문제들을 의료비 부담 가중, 노인요양서비스 수요 증대, 독거노인의 증가 등과 같은 차원에서 다음과 같이 정리하고 있다.

2. 인구의 고령화와 노인문제

1) 만성질환 노인인구의 증가와 의료비 부담의 가중

한국보건사회연구원(2010)에 따르면 노인인구의 87.6%가 하나 이상의 만성질환으로 고생하고 있다. 그리고 이들 만성질환 노인의

36.5%가 세 가지 이상의 만성질환을 가지고 있으며, 고령자가 될수록 만성질환의 유병률도 높아지는 것으로 나타났다. 이들 만성질환 노인들은 의료비, 간병비, 보장구, 약값 등의 부담에 시달리기도 하며 사회적으로도 이들에 대한 부담이 가중되고 있는 실정이다. 즉 만성질환에 시달리고 있는 노인인구의 증가는 만성질환 치료수요의 증가로 이어져 수진율, 진료비, 건당 진료일수 등도 높이고 있다.

실제로 국민건강보험공단에서는 의료비 증가와 관련해 노인의 경우 일반인에 비해 의료비 부담이 4배 이상 증가한 것으로 보고 있다. 그리고 건강보험혜택을 받는 사람 가운데 65세 이상 인구가 10%를 넘으며, 노인 1인당 월평균 진료비 지출도 지속적으로 증가하는 것으로 밝혀졌다. 이에 따라 전체 건강보험 진료비도 지속적으로 증가함에 따라 인구의 고령화와 노인인구의 증가는 보험재정 적자를 가중시키는 사회적 문제의 원인이 되고 있다.

2) 심신 기능장애노인인구의 증가와 노인요양서비스 수요증대

노인의 경우 노화현상에 따라 자연적으로 심신기능이 허약해지고, 그에 따라 일상생활 수행능력이나 수단적 일상생활 수행능력의 제한을 경험하게 된다. 이는 노화의 주요한 현상 가운데 하나로 알려져 있다. 이와 관련하여 보건복지부(2010) 자료에 따르면 2010년 현재 65세 이상 노인들 가운데 치매나 중풍 등 기능장애를 가지고 있어 요양보호가 필요한 노인은 전체 노인의 25.6%인 110만 명이 넘고, 2020년에는 이 숫자가 159만 명으로 증가할 것으로 전망된다.

이와 관련하여 일본의 경우 시설서비스와 재가복지서비스를 받는 노인이 시설의 경우 노인인구의 6~7%, 재가의 경우 10~20%[1]에 이르는 것으로 알려져 있으며 우리나라도 점차 높아지는 추세이다.

3) 독거노인의 증가

통계청(2012)에 따르면 2000년 222만 가구였던 우리나라 1인가구는 2010년 441만 가구로 증가한 것으로 나타났다. 이 가운데 65세 이상 독거노인은 119만 명으로 전체 노인인구 589만 명의 20%를 넘어

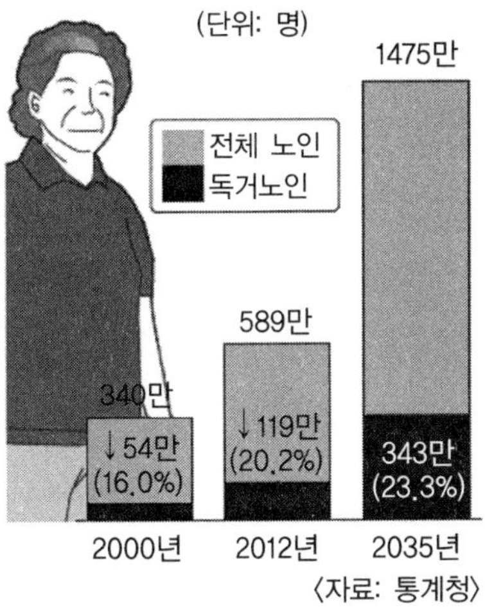

그림 2-1 ▪ 65세 이상 독거노인 증가율

출처: 서울신문(2013.01.02).

http://www.seoul.co.kr/news/newsView.php?id=20130102002004

선 수치이다. 베이비부머 세대의 이혼과 사별로 이러한 독거노인 수

1) 선진국들의 재가보호비율은 호주 11.7%, 오스트리아 24%, 캐나다 17%, 독일 10%, 미국 16%에 이른다.

도 2035년경에는 343만 명이 될 것으로 전망된다.

한편 독거노인들은 자녀가 있음에도 불구하고 보호를 받지 못해 힘들게 노후생활을 하는 경우가 많다. 행정상으로만 자녀가 있는 독거노인들은 기초생활보장 대상에서도 제외되어 빈곤의 사각지대로 내몰리고 있다. 이에 따라 정부에서는 독거노인 가운데 가구소득, 건강 상태 등을 고려해 노인 돌봄 서비스를 제공하고 있으며 점차 이를 확대하는 추세이다.

CHAPTER 03

노화의 원인과 양상을 설명하는 이론들

03 노화의 원인과 양상을 설명하는 이론들

지구상의 모든 유기체는 시간이 흐름에 따라 처음과는 달리 쇠약해지고, 늙어가며 종국에는 죽음을 맞이하는 과정을 거친다. 이러한 과정에 대해서 생물학적, 사회학적, 심리학적 차원에서 여러 가지 노화이론들이 그 원인과 결과에 대해 설명하고 있다.

즉 개체의 변화를 눈으로 직접 관찰할 수 있는 신체적 노화를 중심으로 설명하고 있는 생물학적 노화이론은 유전자와 세포, 신경내분비 및 신체활동 등의 차원에서 노화를 이해하고자 한다. 또한 사회학적으로는 노화에 따른 변화의 모습과 의미를 개인, 가족, 집단 및 사회적 측면에서 이해하고자 한다. 그리고 심리학적 측면에서는 노화가 미치는 심리적 변화와 그에 따른 정서, 성격, 태도, 기억, 감각 등의 변화에 관심을 가진다. 궁극적으로 이러한 노화이론들은 모두 노화에 대한 이해를 통해 건강한 노화를 가능하게 하는 방법과 어떻게 하면 노년에 성공적인 삶을 살아갈 수 있을까에 초점을 맞추고 있다.

1. 생물학적 설명

1) 활성산소 이론

채창훈 · 박석(2007)의 설명에 따르면 노화는 생체 내 항산화 방어계와 활성산소의 균형파괴에 의한 산화적 스트레스가 가장 큰 요인으로 작용하며, 단백질이나 지질 그리고 DNA와 같은 세포 구성물질의 손상에 의해 촉진된다.

공기 중 20%를 차지하는 산소는 호흡과 생명활동을 위해 꼭 필요한 요소이다. 그런데 공기의 78%를 차지하는 질소와 달리, 산소는 다른 분자와의 반응성이 크기 때문에 우리 몸에 들어온 산소 가운데 일부는 다른 분자와 반응함으로써 문제를 일으키기도 한다. 즉 우리 몸에 들어온 산소의 약 95%는 세포의 에너지 대사과정에서 생성되는 전자와 결합하여 물로 환원됨으로써 아무 문제가 되지 않는데 반해, 2~3%는 불완전 환원으로 인해 세포를 병들게 하고 노화를 촉진하는 원인이 된다(장재봉 외, 2010).

원래 원자나 분자는 그 외곽 전자의 궤도에 맴돌고 있는 전자의 수와 짝을 이루고 있는 상태에 따라서 화학적인 특성과 성질을 갖는다. 그런데 앞서 예를 든 산소와 같이 가장 외곽에서 짝을 이루지 못한 전자는 원래의 안정 상태로 환원되기 위해 짝을 찾는 노력을 기울이게 된다. 이때 문제는 자신의 안정을 추구하는 과정에서 다른 분자의 안정을 파괴시켜, 하나의 전자를 빼앗아 짝을 이루는 상태가 발생한다. 이처럼 불안정하고 반응성이 강한 상태를 가리켜 유리기(free radical)라고 하며, 산소가 그러한 물질일 때를 가리켜 활성산소라고 일컫는다.

이러한 유리기는 생명활동이 지속되는 동안 계속되는 현상이며, 우리가 호흡을 계속하는 한 체내에서는 끊임없이 활성산소가 생성된다. 그런데 문제는 이러한 활성산소가 스트레스, 과식, 과음, 흡연, 방사선, 환경오염 등의 영향으로 생성이 더 촉진되는 것으로 알려져 있다. 또한 인체 내에서 활성산소들은 세포막을 공격해서 세포를 변형시키고, 불포화지방산과 DNA의 이중결합을 공격해서 암이나 각종 질병을 유발하며 노화를 촉진시키는 원인이 되기도 한다.

학자들은 활성산소의 유해성을 다음과 같이 설명하고 있다. 활성산소는 짝을 이루지 못하고 있는 불안정 상태에서 안정 상태로 환원되기 위해 세포막의 불포화지방산을 포함한 지질에 작용하여 여러 연쇄반응을 일으킨다. 그리고 이를 통하여 지질의 과산화반응이 촉진되고, 지질과 산화작용 반응의 최종산물인 지질 과산화물질 MDA (malondialdehyde)[2] 농도 함량이 증가되어 세포의 산화적 손상이나 세포막 구성물질들의 절단과 중합을 야기함으로써 본래의 세포막 특성이 변화하게 된다.

이와 유사한 설명이 섬유주세포에도 적용되고 있다(김재우 외, 2008). 인체 내 안구가 포함하고 있는 활성산소는 안구의 조직손상을 가져와 녹내장을 유발하는 것으로 알려져 있다. 즉 방수 내에는 활성산소가 지속적으로 생성되어 방수유출경로인 섬유주는 항상 활성산소에 노출되어 있으므로 섬유주는 산화스트레스(oxidative stress)에 의

2) 말론디알데히드(malondialdehyde, 과산화지질) : 산화스트레스의 생체지표인자

한 손상을 받아 방수유출로의 저항을 증가시켜 안압을 높이고, 그에 따른 시신경손상으로 녹내장을 유발하는 것이다.

이러한 변성은 돌연변이, 암 유발 및 유전병과 같은 여러 가지 질병의 발생빈도를 증가시키고, 노화를 촉진한다. 즉 활성산소는 동맥경화증, 뇌졸중, 심근경색증, 협심증 등 심혈관계 질환의 직접적인 원인으로, 그리고 각종 암을 비롯하여 치매, 백내장, 당뇨, 고혈압과 같은 노인성 질환의 발병과 면역계 이상을 유발하는 것으로 보고 있다 (장재봉 외, 2010).

2) 유전자 및 유전변이이론

유전자이론에서는 인체에 성장과 성숙을 촉진하는 유전자와 기능을 쇠퇴시키고 구조를 파괴하는 유전자가 존재한다고 가정한다. 그런데 유기체의 어떤 해로운 유전자가 노년에 이르러 활성화되어 종국에는 유기체가 생존할 수 없게 만든다고 본다.

또 다른 가정은 한 유전자가 두 개의 측면에서 초년기에는 성장과 성숙의 측면을, 중년기 이후에는 노쇠의 측면이 활성화되는 이중적인 역할을 한다는 것이다. 그런데 노화에 따라 유전자 전사(transcription)와 해독(translation) 활동 감소, RNA[3]와 단백질 전환 능력 감소, 개별 RNA와 단백질 구성 수준의 변화 및 각종 mRNA[4]와 단백질 유도능력

3) RNA는 세포 내 단백질 합성에 관여하는 고분자량의 복합화합물로서, DNA를 대신하여 유전암호를 운반한다.

4) mRAN(messenger RNA)는 RNA의 한 형태로서, 단백질 합성 과정에서 mRNA는 핵의 DNA로부터 암호화된 유전정보를 세포질 내의 단백질 합성장소인 리보솜으

저하 등 유전자 표현과 합성에 변화를 초래하는 것으로 보고 있다.

한편 유전변이이론은 유전자오류이론과 체세포변이이론을 통해 노화를 설명하고 있다. 먼저 유전자오류이론에서는 노년기에 이르러 RNA 합성기능이 약해지면서 단백질 합성의 오류가 축적되어 세포의 생물학적 기능과 기관의 효율성이 저하된다고 보고 있다. 체세포변이이론에서는 환경오염, 방사선이나 화학물질에의 노출 등이 노화와 높은 관련성이 있는 것으로 설명하고 있다. 즉 세포가 방사선이나 화학물질에 노출됨으로 인해 세포의 DNA가 변이를 일으켜 노화를 유발하거나 촉진하고 종말에는 죽음에 이르게 된다는 것이다(최영희 외, 2012).

3) 마모이론

마모이론(wear and tear theory)에서는 우리 몸이 기계처럼 오래 사용하면 닳거나 고장이 나서 그 기능이 저하되는 것으로 보고 있다. 특별히 한 번 마모되거나 파괴된 조직들, 예를 들어 평활근, 심근, 신경세포, 뇌세포 등은 재생이 불가능하며 유기체의 노화를 이끌게 되고, 결과적으로 죽는 세포가 늘어나게 되는 것으로 이해하고 있다. 또한 유기체의 내외적 스트레스는 마모현상을 가중시키고 중요한 세포성분이 복구되지 못하게 하는 등 노화 속도를 높이는 원인이 될 수 있다고 본다.

하지만 인체 조직 가운데는 운동을 통해 근력과 기능을 증가시키

로 운반하는 역할을 한다.

면 마모되거나 파괴되는 것이 아니라 오히려 손상된 기능을 복구하거나 개선할 수 있는 부분도 있기 때문에 마모이론은 노화이론으로서 적절하지 못하다는 비판을 받기도 한다(최영희 외, 2012).

4) 텔로미어와 노화

DNA 끝 부분에 위치한 텔로미어는 세포가 분열할 때마다 짧아지며, 텔로미어가 일정 길이 이하로 짧아지면 세포가 노화하여 죽음에 이르게 된다고 보는 것이 노화를 설명하는 텔로미어 이론이다. 텔로미어는 종종 신발 끈 끄트머리에 달린 플라스틱 캡에 비유되는데 이 플라스틱 캡 때문에 신발 끈의 올이 풀어지지 않는다. 그래서 플라스틱 캡과 같은 텔로미어는 염색체와 DNA가 닳아 없어지는 것을 막아주며, 그럼으로써 세포가 정상적으로 기능하게 해주는 중요한 역할을 한다는 것이다. 그런데 문제는 세포가 분열할 때마다 이 텔로미어의 길이가 줄어든다는 것이다. 그러다가 어느 정도 이상으로 짧아지면 세포에 노화가 와서 더 이상 분열하지 못하고 죽음만을 기다리게 된다. 그 결과로 나타나는 것이 신체의 갖가지 노화현상이다. 텔로미어 이론에서는 이것을 세포가 노화하는 가장 근본적인 이유로 꼽고 있다. 즉 텔로미어가 짧아지면 노화가 온다는 것이다.

텔로미어의 길이가 단축되는 주요 원인으로는 극심한 스트레스, 높은 혈당, 흡연, 비만, 지방을 필요 이상으로 많이 먹는 습관, 오랜 시간을 앉아서 보내는 생활 등이다. 한 연구에서 20~50세의 여성 중 아이를 낳아 기르고 있는 62명을 아이가 건강한 집단과 만성적인 질병에 시달리고 있는 집단으로 나누어 수년간 스트레스 수준과 세포의 노화 속도를 검사한 결과, 스트레스를 많이 받은 어머니들의 텔로미어는 9~17년이나 더 나이를 먹은 것처럼 짧아져 있었다. 이러한 연구결과를 통해 스트레스의 수준이 높을수록 세포의 노화 속도와 텔로미어 단축 속도가 빨라졌음을 확인하였다. 반면에 적절한 식생활, 충분한 수면, 운동과 명상, 건강보조식품, 식이보충제 등을 통해 활성산소, 당화, 비정상적인 메틸화의 작용을 감소시켜 텔로미어의 길이가 천천히 줄어들게 할 수 있는 것으로 알려져 있다(Fossel, 2011).

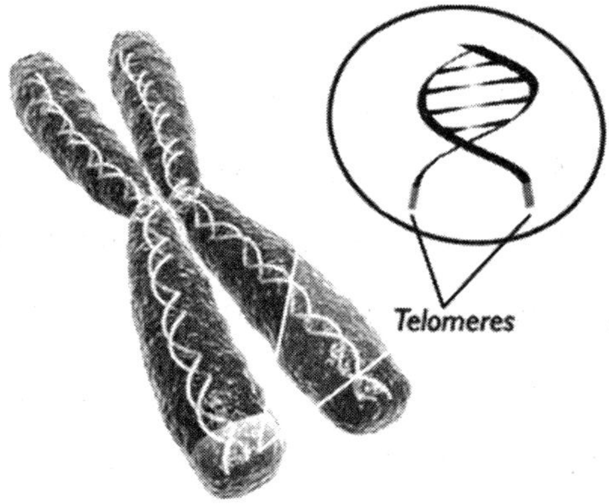

그림 3-1 ▪ 텔로미어
출처: http://wellitude.com/telomere-testing

5) 노화에 관한 후성유전학적 모델

인간은 25,000개의 유전자를 가지고 있으며 이 유전자는 2가닥의 DNA가 꼬인 형태로 이루어져 있다. 그리고 유전자는 아데닌(A), 티민(T), 구안닌(G), 시토신(C)이라고 하는 4종류의 염기들로 구성되어 있는데 시토신은 구아닌과 티민은 아데닌과 결합하고 있다. 우리 몸을 구성하고 있는 60조 개의 세포들이 정상 기능을 수행하기 위해서는 각 세포들이 정확한 시간에 맞추어 가지고 있는 유전자 발현이 일어나야 한다(강길전, 2010).

후성유전학(epigenetics)은 1942년 워딩턴(Waddington)에 의해 제시되었다. 하지만 오늘날의 후성유전학은 유전학자들과 분자생물학자들에 의해 약간의 개념 변형을 거쳤다. 그래서 오늘날은 후성유전학을 DNA상의 염기서열에는 아무런 변화를 초래하지 않으면서 유전적 변화를 일으키는 유사분열적 및 감수분열적 메커니즘을 연구하는 분야로 받아들인다. 그리고 이들에게 후성유전적 메커니즘은 DNA 메틸화와 히스톤 변형을 의미한다(이정희, 2010).

후성유전적 변이는 세포의 노화, 종양 형성, 제2형 당뇨병, 심혈관계 질환, 자기면역질환, 비만, 알츠하이머 등에 있어서 중요한 역할을 하는 것으로 여겨지고 있다. 환경적 요인과 생활습관에 의해 서로 다른 연령대의 일란성 쌍생아들에게서 전체 또는 특정유전자의 DNA 메틸기 차이를 발견한 Fraga와 Esteller(2005)의 연구에서 후성유전적 DNA 변형과 인간의 수명 사이의 상관관계가 밝혀졌다. 대부분의 연구에서 노화는 후성유전적 통제의 완화와 연관이 있음을 밝히고 있다. 특별히 전체적인 DNA 메틸기 수준의 유의한 감소가 기능적인 쇠퇴와 관련이 있는 것으로 나타났는데 이는 개인의 생애발달단계에 따른 노화보다 후성유전적 통제의 약화가 기능적 쇠퇴와 특별히 연관되어 있음을 뜻하는 것이다. 이러한 연구결과는 유전과 환경적 요인 및 확률적 요인에 따른 후성유전적 변이가 노령기의 생리적 변화를 결정짓는 중요한 역할을 할 수 있음을 나타낸다.

노화의 원인에 대한 설명과 관련하여 스트레스로 인한 후성유전적 변형의 결과는 노령기에 나타나게 된다. 앞서 언급한 바와 같이 DNA 메틸기의 일반적인 감소는 노화와 더불어 축적된다. 그로 인해 피부나 유전자에 특징적으로 나타나기도 하고 노령기의 질병들을 유발하기도 한다. 스트레스에 대한 만성적 노출의 점증적인 영향들은 부정적인 후성유전의 표시들인 뇌의 노화나 신체적 질병으로 연결되기도 한다. 평생을 거쳐 노출되는 내·외적 요인들(예: 식습관, 스트레스, 흥분)은 후성유전적으로 노년기에 예견되는 병리로 유지되거나 나타나는 질병관련 유전자 발현에 있어서의 변화를 촉발하게 된다. 예를 들어, 노화의 특성들인 인지손상이나 기억감소는 해마와 전두엽 기능저하의 결과이다. 노인기에 있어서 이러한 뇌부위들은 스트레스 호르몬의 영향에 가장 취약하다. 실제로 스트레스에의 노출과 높은 수준의 부신피질호르몬은 알츠하이머의 진행에 영향을 미치는 것으로 알려져 있는 베타-아밀로이드 단백질의 수준 증가뿐만 아니라 기억손상과 해마의 수축과도 관련되어 있다. 이러한 뇌의 변화는 동물실험에서 후성유전적 메커니즘들이 장기 기억형성과 연상학습에 관련되어 있음을 보여 주었듯이 히스톤 탈아세틸화의 실행에 의해 후성유전적으로 매개될 수 있다. 이러한 결과는 후성유전에 기초한 다양한 영역에서의 개입 전망을 보여 주고 있다. 또한 부정적인 후성유전적 표시의 축적을 가로막을 수 있는 스트레스의 감소를 이끄는 예방수단은 노화를 설명하고 있는 다른 생물학적 이론들과 같은 수준에서 중요하다.

이와 더불어 후성유전체가 환경적 영향에 민감하기 때문에 생활양식(예: 식습관)이나 스트레스에 의해 질병이 생기거나 악화될 수 있다는 설명은 얼마든지 가능하다. 엽산과 같은 무기염류를 받아들이는데 있어서의 변이는 메틸공여체의 유용성을 변경시킬 수 있으며 DNA 메틸기 수준에 영향을 미칠 수 있다. 특별히 환경에 의한 후성유전적 변형은 스트레스가 분명한 위험요인으로 작용한 질병에 적합하다. 동물 및 임상연구 모두는 면역질환, 심혈관계 질환 및 암에 있어서 후성유전적 메커니즘이 작용하고 있음을 설명하고 있다. 더욱이 후성유전적 변형은 암환자의 심리사회적 스트레스에 동반하는 면역부조화를 매개할 수 있다. 유방암 진단에 따른 스트레스를 받는 여

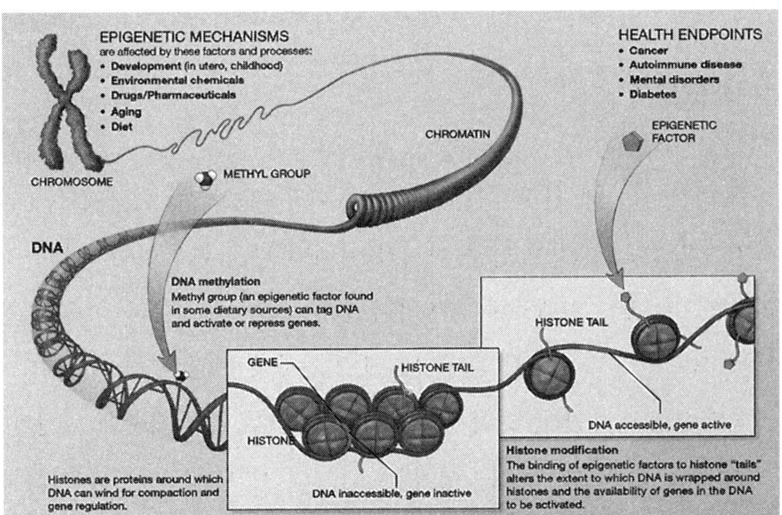

그림 3-2 ■ 후성유전적 유전자 발현의 메커니즘

출처: http://ko.wikipedia.org/wiki/%ED%9B%84%EC%84%B1%EC%9C%A0%EC%A0%84%ED%95%99

성에 대한 최근의 평가는 암세포에 맞서 싸우는 자연살상세포의 용해성 활동 감소가 히스톤 단백질의 변경에 연관됨을 보여 주고 있다. 마찬가지로 홍반성 루프스와 류마티스 관절염, 제1형 당뇨병, 특발성 혈소판 감소증, 관상동맥경화증, 알레르기 등의 발병을 가져오는 것으로 여겨지고 있다.

이처럼 후성유전학은 질병의 발전에 있어서 스트레스가 위험요인이 되는 것을 설명하고 이러한 상황을 예방하고 관리하는 새로운 길을 열 수 있게 도와주는 과학의 신기원이라고 할 수 있다(이정윤 · 김진주 · 구승엽, 2010; 이지혜 · 정지혜 · 김현숙, 2010).

2. 심리사회적 설명

1) 심리적 노화

심리적 노화에 관한 이론은 오래전부터 다양하게 제시되어 왔다. 하지만 노화의 원인이 한두 가지가 아니기 때문에 노화의 과정을 심리학적으로 단순명쾌하게 설명하기 힘든 것이 사실이다. 따라서 이 책에서는 심리적 노화를 발달이론에 기초하여 설명한 Duvall(1977)을 중심으로 정리하였다. 노화에 관한 심리사회적 설명 가운데 발달이론에 바탕을 둔 노화 이해는 생애발달단계의 한 단계로서 노화가 차지하는 의미를 주로 과업의 달성에서 찾고 있다. Duvall은 노인의 정서적 욕구에 영향을 미치는 노화발달 과업을 다음과 같이 제시하였다.

(1) 만족스러운 생활환경 확보

유기체를 둘러싸고 있는 물리적 공간 등의 환경이 차지하는 중요성은 노년기에 있어서도 마찬가지이다. 따라서 거주환경이나 주거공간이 만족스럽지 못할 때 노인들은 외로움, 불안, 우울, 분노 등의 감정을 느낄 수 있다. 또한 범죄 발생률이 높은 지역에 사는 노인의 경우 안전에 위협이 되기도 한다.

(2) 은퇴 이후 수입에 적응

경제적 노후대비가 부족한 노인들은 은퇴로 인해 재정적 위기에 직면할 수도 있다. 따라서 이러한 노인들은 사회보장제도나 보조금에 더 의존하게 된다. 수입이 감소된 상황에 새로 적응하는 것은 노인들에게 있어서 상당한 스트레스가 되지만 적응이 요구되는 부분이다.

(3) 안정된 일상 수립

급작스러운 일상의 변화는 심리적 노화의 경착륙(hard landing) 현상을 가져온다. 따라서 은퇴 이후 새로운 일상에 편안하게 적응해야 하는 과업이 노년기에 주어진다. 특히 평균수명이 점점 늘어나고 있는 현실에서 은퇴 후 안정된 일상에 대한 계획을 수립할 기회가 노인들에게 필요하다.

(4) 사랑 · 성 · 결혼관계 유지

일반적인 예상과 달리 노인들도 적극적이고 만족스러운 성생활을 원한다. 분명한 사실은 나이가 들어감에 따라 성적 활동은 감소하겠지만 성적 즐거움이나 능력은 그대로 남아 있다는 점이다. 따라서 노인들이 사랑이나 성과 관련된 발달과업을 잘 완수할 수 있도록 사회적 관심이 높아져야 할 것이다. 특별히 은퇴가 시작된 베이비부머 세대의 동성애자 노인에게 있어 사회 일반이 가지고 있는 동성애 혐오는 상당한 스트레스원이 된다.

(5) 적극성의 유지

노인이 되면 신체적 질환으로 거동이 불편하게 되고 다른 사람과 어울리는 일이 힘들어질수도 있다. 그럼에도 불구하고 능동적으로 사회생활을 유지하고자 하는 노인들은 자원봉사 프로그램 등에 적극적으로 참여하며 노화 과정 동안에도 적극성을 유지하게 된다.

(6) 다른 가족 구성원과 접촉 유지

외로움은 우울과 자살사고를 일으킬 수 있으며, 실제로 매년 보고되는 자살의 25% 정도가 노인인구에서 발생하는 것으로 알려져 있다. 반면 가족들과 정기적으로 만남을 유지하는 것은 노인의 삶의 질에 긍정적인 영향을 미치는 것으로 알려져 있다. 비록 자녀의 동거가 스트레스원으로 작용하는 경우도 있지만 가족과 함께 사는 것은 노인들에게 사회적 접촉의 기회를 넓히는 차원에서 긍정적이며 다양한 지지체계를 제공받는 원천이 되기도 한다.

(7) 신체적 · 정신적 건강 유지하기

노화에 따라 시력과 청력이 저하되고, 인지력도 저하되며, 운동기능도 저하되는 경험을 하게 된다. 또한 심리적으로는 외로움, 자존감 저하, 우울 등을 호소하기도 한다. 따라서 노인들에게 있어서 이 시기에 요구되는 발달과업은 이러한 신체적 · 정신적 건강을 최대한 유지하는 노력을 기울여야 한다는 것이다.

(8) 인생의 의미 발견

생애발달단계상 노인들에게는 노화에 순응하면서 자신의 인생을 회상하고 인생의 의미를 발견하는 과업이 주어진다. 이 시기의 노인은 과거 자신의 살아온 날들에 대한 경험을 이야기하면서 인생의 의미를 발견하고 미래를 기대하는 자아초월(ego transcendence) 능력을 발달시키는 것이 중요하다.

2) 사회적 노화

심리적 노화와 사회적 노화는 밀접한 연관성을 지니고 있다. 특히 사회적 차원에서의 노화는 개인 수준에서의 사회적 상황 변화, 사회가 노인에게 미치는 영향 및 노인인구로 인하여 야기되는 사회적 변화와 관련되어 있다. 권중돈(2013)은 다음과 같은 세 가지 차원에서 사회적 노화의 양상들을 설명하고 있다.

(1) 사회적 관계의 차원

노년기에는 은퇴에 따른 사회적 역할과 지위의 상실 등을 경험하게 된다. 특히 노년기의 친구관계는 노후 적응에 매우 중요하며, 자아의 중요한 지지기반으로 작용할 수 있다. 하지만 기존의 사회관계가 축소됨에 따라 친구의 수가 줄어드는 데 비해 새로운 친구를 사귀는 일에는 어려움이 따르게 된다. 따라서 노년기에 친밀한 친구관계를 유지하기 위해서는 어느 정도 경제적으로 안정되어 있어야 하고, 건강 상태도 양호해야 하며, 동일한 지역에서 오래 거주하는 것이 필요하다. 하지만 상황이 자녀와의 동거를 위해 그리고 퇴직으로 인해 수십 년 동안 살던 지역을 옮기게 되는 경우도 생기는데 이런 경우 지금까지 형성해 왔던 사회관계망의 변화를 경험하게 된다. 이에 따라 사회관계망의 위축, 지역사회와 2차 집단에서의 역할이나 지위의 상실, 새로운 이웃과의 관계 설정에 있어서의 어려움을 겪기도 한다.

(2) 사회화 과정의 차원

일반적으로 사회화란 사회적 상호작용을 통하여 사회의 규범, 가치, 역할기대 등을 학습하고, 사회생활에 필요한 사회적 기술을 발전시키게 하는 사회적 학습 과정이라고 할 수 있다. 하지만 노인 스스로 노년기를 맞이하는 준비 과정을 거치지 못한 채 노인이 됨으로써 노후생활에 많은 혼란과 어려움을 겪거나 노화가 진행됨에 따라 새로운 사회적 기술의 학습에 어려움을 겪기 때문에 사회적 고립을 경험하기도 한다. 또한 우리 사회에서는 노년기의 사회적 역할과 해당 연령에 적합한 행동에 대한 사회적 합의가 부족한 실정이며, 이에 따라 노년기에 적합한 행동을 수행하지 못하는 경우가 발생한다. 또한 노인이 나이에 걸맞지 못한 행동을 함으로써 다른 사회구성원으로부터 인정을 받지 못한다거나 비난이나 사회적 차별을 받는 경우도 발생한다.

(3) 사회적 지위와 역할의 차원

노년기에는 지금까지 가지고 있던 특정한 지위와 역할을 상실하는 대신 이전과는 다른 새로운 지위나 역할을 경험하기도 한다. 즉 노년기에는 가족의 생계를 책임지는 직업인의 지위에서 물러나 퇴직자 대열에 합류하게 되며, 남편과 아내의 위치에서 피부양자, 조부모의 역할로 변화가 발생한다. 은퇴로 인해 사회제도상의 다양한 지위와 역할은 그 수와 종류 및 중요도 측면에서 급격히 감소하는 반면, 비공식적 지위와 역할은 크게 변화가 없지만 노년기 후반으로 갈수록 점점 줄어드는 특징을 나타낸다.

3. 일차적 노화와 이차적 노화

노화를 생물학적 노화와 사회학적 노화로 구분하는 대신 노화와 관련된 변화와 기능 감퇴를 일차적인 것과 이차적인 것으로 나누어 이해할 수도 있다. 일차적 노화(primary aging)란 내인성이며 유전적인 영향으로 결정되는 것을 말하며, 이차적 노화(secondary aging)는 외상과 후천적인 질병을 포함한 유해 환경 요인으로 인한 외인성 변화(결손이나 장애)를 의미한다(Shives, 2008).

먼저 일차적 노화는 성, 민족성과 인종, 지능과 성격, 가족력, 유전 질환 등에 의해 영향을 받는 생리적 변화로서의 노화를 말한다. 따라서 앞서 언급한 생물학적 노화이론들이 일차적 노화를 설명하는 기반을 이룬다.

반면 이차적 노화는 고용 상태, 경제적 수준, 교육, 건강습관과 관련 질병, 사회적 태도 등이 노화에 미치는 영향과 그 결과로서의 노화를 말한다. 예를 들어, 가난한 사람들은 몸이 아파도 병원에 가기가 쉽지 않아 질병의 다양한 증상들을 무시하면서 건강을 돌보지 않는 행동을 하면서 살게 된다. 그래서 자기 나이에 비해서 훨씬 건강이 좋지 못하고, 외모로 판단해도 나이에 비해 노화 진행속도가 빠른 모습을 볼 수 있다.

CHAPTER 04

스트레스에 대한 이해

04 스트레스에 대한 이해

1. 스트레스의 개념

1) 스트레스에 대한 정의의 어려움

스트레스라는 용어는 원래 '팽팽하다', '좁다', '~을 단단히 죄다', '~을 압축하다, 수축시키다'라는 뜻을 지닌 라틴어 'stringere' 또는 'strictus'에서 유래한 것으로 알려져 있다. 이러한 의미의 스트레스가 17세기에 이르러 개인을 둘러싼 환경의 문제, 경제적인 어려움, 역경, 고난을 뜻하는 용어로 사용되기도 하였다. 그리고 18세기에 이르러서는 물리학이나 공학에서도 스트레스라는 용어를 사용하였는데 이때의 스트레스 개념은 어느 고형 물체가 외부의 힘에 압도되어 물체 표면의 연속성을 잃은 상태라는 뜻을 지닌 전문용어로 사용되었다.

의학 · 생물학 · 심리학 등에서도 스트레스라는 용어가 사용되는데 이때의 스트레스는 외부 환경의 물리적, 심리적, 정신적인 압력과 내부를 보호하려는 저항력 사이의 균형이 깨져 나타나는 신체 및 정신적인 증상을 주로 의미한다. 따라서 인체의 압박감이나 근육 긴장과 같은 신체반응, 즉 정신과 신체 사이의 상호작용을 포함하는 흥분 상태도 스트레스를 나타낸다.

하지만 스트레스 생리학 연구 분야의 선구자로 유명한 Hans Selye (1907~1982)는 "누구나 스트레스에 대해서 아는 것처럼 말하지만, 실제로 그것이 무엇인지 아는 사람은 없다"라고 일갈한 바가 있다. 이와 관련하여 김은주·김진석(2012)은 스트레스의 개념을 정의하기 어려운 이유를 다음과 같은 두 가지 차원에서 설명하였다.

먼저, 사람이 살다보면 누구나 스트레스를 피할 길은 없다. 그런데 유사한 스트레스에 대해서 어떤 사람은 굉장히 힘들어 하면서 수일 동안을 고생하는 반면, 어떤 사람은 그 즉시 아무 일 없었다는 듯이 행동하는 것을 볼 수 있다. 즉 같은 스트레스가 주어지더라도 그것을 어떻게 지각(perceive)하느냐 하는 것은 사람마다 차이가 있다. 그렇기 때문에 이러한 개인차가 무엇을 스트레스로 볼 것인지에 대한 개념 규정을 어렵게 만들고 있다.

또한 스트레스를 쉽게 정의하기 어려운 이유는 스트레스의 지표가 되는 생리학적 반응을 단일하게 설정할 수 없는 문제에 있다. 예를 들어, 대표적인 스트레스 호르몬인 당질코르티코이드(glucocorticoid)는 스트레스를 받은 사람이 스트레스를 받지 않은 사람보다 더 높게 나타난다. 하지만 당질코르티코이드는 스트레스 상황에서만 아니라 운동을 비롯한 유쾌한 경험을 하는 중에도 높은 수치를 보인다. 따라서 당질코르티코이드의 수준이 스트레스에 대한 반응의 수준을 평가하는 절대적 기준이 될 수 없다는 문제가 있다.

이러한 이유로 인해 스트레스 개념은 다음과 같은 다양한 차원에서 살펴볼 수 있다(변광호, 2004).

첫째, 생리적 균형 상태인 항상성을 파괴하여 우리로 하여금 긴장과 불안감을 불러일으키는 자극을 스트레스원이라고 할 수 있고, 스트레스를 제공하는 이 스트레스원 자체를 스트레스로 보는 견해가 있다.

둘째, 심리적 개념의 스트레스가 있다. 스트레스원 자체를 스트레스로 이해하기보다는 스트레스원에 의하여 생기는 심리적 부담감, 괴로움, 긴장과 불안 등의 느낌을 스트레스라고 정의하는 접근이다. 이는 유전적 소인과 경험에 의하여 형성된 인지 및 정서반응에 의하여 생기는 것으로 보고 있다.

셋째, 생리반응으로서의 스트레스 개념이 있다. 추상적 개념으로서의 스트레스가 아니라 측정 가능한 생물학적 표지자들을 통해 스트레스를 이해하고자 하는 접근이다. 즉 평상시와는 달리 스트레스를 지각할 때 달라지는 우리 몸의 심장박동수의 증가, 혈압의 상승, 코티솔, 카테콜아민 등과 같은 스트레스 호르몬의 증가, 면역기능의 변화 등을 측정함으로써 스트레스를 설명하는 식이다. 이러한 접근은 주로 실험학자들이나 의사들이 사용하는 방법으로서 스트레스원에 의하여 유발되는 측정 가능한 또는 예측 가능한 생리적 반응으로서 스트레스를 정의하고 그 수준을 평가하게 된다.

2) 스트레스 유발 요인

(1) 외적인 요인

① 물리적 요인

우리 몸은 빛, 열, 소리, 공간 등과 같은 물리적 요인들로부터 직·간접적인 영향을 받게 된다. 실제로 기온, 기압, 온도 등이 변화하면 우리 몸속의 혈액 가운데 림프구[5)]가 증감하는 등의 신체적인 반응이 일어난다. 따라서 우리의 신체가 노출된 물리적 환경이 너무 시끄럽거나 너무 폐쇄적인 공간에 처해 있을 때 스트레스를 받는다. 또한 너무 춥거나 너무 더운 경우, 그리고 너무 어둡거나 환한 것도 스트레스 요인으로 작용한다.

② 화학적 요인

우리 몸을 구성하고 있는 세포는 화학적으로 탄소, 수소, 질소 등과 같은 성분으로 이루어져 있다. 따라서 우리 몸을 이루고 있는 화학적 성분은 외부 세계의 산소, 영양소, 약물 등과 끊임없이 상호작용하게 마련이다. 그 가운데 공기 중의 산소나 이산화탄소의 농도, 음식을 통해 섭취하는 각종 영양소, 담배나 알코올 등과 같은 약물섭취는 우리 몸에 스트레스로 작용하는 화학적 요인이 될 수 있다.

③ 생물학적 요인

다양한 생물학적 요인도 스트레스를 유발하거나 영향을 미칠 수

5) 면역체계에 매우 중요한 백혈구의 한 유형

있다. 특히 우리 몸에 생물학적 영향을 미치는 각종 자극으로 인해 발생한 질병은 스트레스의 원인이 되기도 한다. 인체 외부의 다양한 바이러스나 세균은 시시때때로 전염병을 일으키기도 하고, 면역력이 약한 노인들은 이때 직접 감염을 통해 건강에 위협을 받기도 한다(김정호 · 김선주, 2007, 변광호 · 장현갑, 2005).

④ **사회적 요인**

노인의 경우 은퇴를 함으로써 지금까지 경험해 보지 못했던 사회적 지위의 상실감, 대인관계의 변화, 소득의 감소 등과 같은 사회적 요인으로부터 직접적인 스트레스를 받기도 한다. 또한 배우자와의 사별, 친구의 죽음, 황혼 이혼 등을 경험하면서 스트레스를 받아 우울, 자살생각 등과 같은 심리정서적인 문제로 발전하기도 한다.

(2) 내적인 요인

① **성격요인**

성격은 개인의 정신건강에 영향을 미치는 주요한 요인으로 알려져 있다. 그래서 완벽을 지향하는 성격, 지나치게 고지식한 성격, 자신감이 결여되어 있는 성격, 만사에 불안을 느끼는 성격의 소유자 등은 그렇지 않은 사람들보다 상대적으로 높은 스트레스를 받는 것으로 알려져 있다. 예를 들어, 완벽 지향적인 성격의 소유자는 자신이 지각하는 현실과 원래 원하던 기대 수준이 불일치할 때 다른 사람들보다 좌절감도 클 것이기 때문에 스트레스의 수준도 높게 나타나는 것으로 생각할 수 있다.

② 신체적 요인

신체적 불안정은 정신적 스트레스와 밀접한 연관이 있는 것으로 생각할 수 있다. 예를 들어, 지나친 노동으로 인한 피로감, 불규칙한 식사 습관으로 인한 소화장애, 불충분한 수면의 경우 스트레스로 작용하는 신체적 요인이 되고 있다(김정호 · 김선주, 2007, 변광호 · 장현갑, 2005).

2. 항상성과 알로스타시스

1) 스트레스와 항상성

생명과학에서는 스트레스를 항상성과 알로스타시스(allostasis) 차원에서 설명하고 있다(이성호, 2008). 인간은 자신보다 훨씬 크고 강력한 동물들의 위협과 작지만 엄청나게 위험한 곤충의 존재 앞에서 살아남기 위해 몸부림쳐 왔다. 그리고 대자연의 위협이나 변화에 대응하고 적응하기 위한 여러 가지 대처양식들을 발전시켰다. 그러한 과정에서 성공적인 적응을 위해 인간은 외부 환경의 변화에도 불구하고, 내적인 생리적 변수들 간의 안정성 유지를 목표로 정교하게 조절되는 체내 생리적 환경의 복잡하고 역동적인 평형, 즉 항상성(homeostasis)을 유지해 나간다. 인체 내부의 생리적 균형을 설명하기 위한 개념인 이 항상성이 외부자극이나 급작스런 환경의 변화에 의해 위협을 받으면 우리 몸에서는 소위 '투쟁 혹은 도피(fight or flight)'

반응이 유도된다.

Hans Selye는 물리학에서 금속에 피로를 유발하는 외부의 힘을 설명하는 개념으로 사용하는 용어인 이 스트레스를 처음으로 생리학에 도입하였다(변광호, 2004). 그래서 스트레스는 앞서 언급한 항상성이 위협받음을 지각하는 상태가 되며, 스트레스를 유발하는 환경의 위협과 압력 및 변화가 스트레스원이 된다. 그리고 스트레스에 노출된 개인들은 항상성을 유지하기 위해 다양한 스트레스 대응반응들을 하게 된다.

따라서 스트레스를 특정한 반응을 일으키게 하는 환경에서의 신체적 · 심리적 자극으로 정의할 때, 스트레스는 유기체와 환경 사이의 항상성을 방해하는 상황이 된다(한효나 · 김선희, 1995).

2) 스트레스와 알로스타시스

스트레스와 관련된 항상성의 복잡한 조절 메커니즘을 설명하기 위해 알로스타시스(allostasis) 개념이 등장하였다. 알로스타시스는 예측 불가능하거나 급격한 환경변화에 개인이 능동적으로 대처하는 근본적인 과정, 즉 변화 속의 안정성 유지라는 개념이다. 앞서의 항상성 개념이 생명을 유지해 나가는 데 필수적인, 다소 고정적인 개념이라면 이 알로스타시스는 생명이 시작되어 환경에 노출된 이래 이 항상성을 균형 있게 유지해 나가는 보다 동적인 개념이라고 할 수 있다(Rice, 2012).

생존을 위해 지속적으로 대응하기 위한 알로스타시스의 대처를 알로스타시스 부하(allostatic load)라 한다. 그런데 개인이 질병과 같이 예측하지 못한 환경요인에 노출되면 부하가 극적으로 커지는데, 이러한 상태를 알로스타시스 과부하(allostatic overload)라 하며, 만약 이 과부하를 더 이상 견디지 못하는 지경에 도달하면 면역반응의 저하와 종양발생 빈도의 증가, 우울증 증가, 노화의 촉진 등과 같은 위험이 초래된다(이성호, 2008). 이러한 알로스타시스 과부하가 병을 일으킬 수 있는 스트레스 반응 타입과 그 기전에 대하여 변광호(2004)는 다음과 같이 설명하고 있다.

(1) 반복적 스트레스

첫 번째 스트레스 반응 타입은 반복적 스트레스 반응이다. 이는 여러 다양한 스트레스들에 의한 반복적인 스트레스 반응을 보여 주는 것을 말한다. 이 타입은 가장 자주 볼 수 있는 타입인데 스트레스에 예민한 성격의 소유자들은 여러 가지 스트레스에 의하여 자주 스트레스 반응을 유도하므로 스트레스 호르몬이 계속 높게 유지되는 원리이다. 이러한 경우는 혈압이 자주 반복적으로 오르내리게 되어 혈관내벽에 손상을 입혀 동맥경화를 유도할 수 있다.

(2) 적응결여

같은 스트레스를 계속 받아도 스트레스 반응의 원상회복이 어려운 타입을 말한다. 이 경우는 정상적으로는 같은 스트레스를 반복해서 받으면 이에 대한 습관화가 일어나 스트레스 반응이 곧 원상으로 회복되어야 하는데, 이 습관화가 잘 안 되는 경우를 예로 들 수 있다. 즉 학회 같은 곳에서 논문발표를 할 때 대부분의 사람들은 몇 차례 발표를 경험하면 습관화가 되어 곧 익숙해지는데, 적응결여를 보이는 사람들은 여러 차례 발표 경험을 가졌음에도 불구하고 습관화되지 못하는 경우가 있다. 이러한 경우 발표 상황에 직면하면 스트레스 반응이 높게 나타나고 이로 인한 생리적 손상을 얻게 된다.

(3) 지연반응

스트레스 반응의 원상복구가 지연되는 타입을 말한다. 이는 스트레스 자극이 사라져도 계속 스트레스 반응이 오래 활성화되어 있는 경우로써 한 번 오른 혈압이 계속 상승 기조를 유지하고 회복되지 않는 예를 들 수 있다. 이 경우 고혈압과 동맥경화로 연결될 수도 있다. 그리고 반복적으로 마감시간에 쫓기는 일을 하는 경우 이 타입이 유발되어 고혈압을 초래한다는 보고도 있다. 이 타입의 스트레스 반응을 보이는 사람들은 스트레스 호르몬인 코티솔[6] 수치가 계속 높게 유지됨으로써 그에 따른 대사 장애인 복부비만과 당뇨병을 유발할 수 있고 뇌의 해마가 위축되어 기억 장애가 올 수도 있다.

(4) 부적절 반응

부적절한 스트레스 반응으로 인한 조절 장애를 말한다. 이 타입은

6) 근(筋)의 긴장, 신경조직의 흥분에 영향을 주며, 위액 분비를 촉진하는 부신피질 스테로이드 호르몬으로서 코티솔 농도가 높아지면 면역력이 떨어지게 된다.

부적절한 스트레스 반응으로 인하여 다른 조절물질들이 활성화되는 결과를 가져오는 경우와 관련되어 있다. 예를 들어, 코티솔이 제대로 분비되지 않으면 스트레스 반응으로 생긴 염증성 사이토카인(cytokine)[7]들이 상쇄되지 않아 상대적으로 사이토카인 과잉활성이 유도되어 염증반응이 강화될 수 있다. 또한 섬유근육통, 만성피로증후군, 외상 후 스트레스 장애와도 관련이 있는 것으로 보고되고 있다.

3. 스트레스에 대한 평가와 대처

1) 스트레스에 대한 평가

스트레스를 일으키는 자극에 대한 개인의 인지-행동적 활동에 차이를 가져오는 이유를 Lazarus와 Folkman(1984)은 개인이 어떻게 스트레스를 평가하는지에 따른 차이로 설명하고 있다. 즉 Lazarus와 Folkman은 스트레스가 발생할 경우, 개인이 그것을 어떻게 평가하느냐에 따라 그에 대한 대처방식이 결정되는 것으로 본다(김정모, 2004; 하정희, 2007).

이때 스트레스 평가를 위해 일반적으로 사용하는 방식은 표준화된 척도를 통한 설문지조사법, 호르몬 측정을 통한 생화학적 및 생리적 측정법 등을 이용하고 있다(김석현, 2004). 스트레스에 대한 평가적 측면에서 Lazarus와 Folkman은 스트레스 상황에서의 대처 과정과 반

7) 혈액 속에 함유되어 있는 면역단백의 하나

응을 다음과 같이 두 단계로 나누어 설명하고 있다.

(1) 일차적 평가

일차적 평가(primary appraisal)는 개인이 사건을 인지적으로 평가하여 스트레스 상황 자체에 대한 평가, 즉 그 상황이 자신에게 피해를 줄 수 있는지 여부를 평가하는 과정이라고 할 수 있다(하정희, 2007). 따라서 만약 외부 스트레스 자극이 개인에게 위협적인 요인으로 평가되면, 이것은 개인에게 부정적인 정서 경험을 일으키는 문제 상황을 야기하게 된다(김정모, 2004). 그리고 그에 따른 위협이나 불안은 그 문제를 해소하기 위한 행동이나 대처를 필요로 하며, 어떤 대처전략이 그 문제의 해소를 위해 적절할 것인가를 평가하는 이차적 평가로 이어지게 된다.

(2) 이차적 평가

스트레스 자극에 대한 반응은 주로 일차적 평가에 이은 이차적 평가(secondary appraisal)에 의해 영향을 받게 된다. 예를 들어 한 개인은 외부의 스트레스 자극에 대해 일차적 평가 과정을 통하여 위협을 느끼거나 혹은 위협적이지 않은 상태를 경험하게 된다. 만약 일차적 평가의 결과, 신체적 · 심리적 문제 상황에 봉착하게 되면 다시 이차적 평가 과정이 필요하게 된다. 이때 자신이 선택한 이차적 대처 과정이 적절하거나 성공적이었다면 문제 상황이 해소되고 그렇지 않으면 문제 상황이 지속되게 된다(김정모, 2004). 그렇게 되면 다시금 평가의 과정으로 돌아와 재평가를 하게 된다.

2) 스트레스 대처전략

노년기에는 이전의 생애주기를 거쳐 오면서 마주하였던 여러 가지 일들과는 다른 다양한 스트레스 사건들과 상황들을 경험하게 된다(정호영 · 노승현, 2007). 실제로 지금까지의 연구들에 의하면, 조사 대상 집단의 연령에 따라 서로 다른 유형의 스트레스가 경험되고 지각되는 것으로 알려져 있다.

즉 생애주기별로 볼 때, 다른 생애주기별 집단과 마찬가지로 노년기는 이전의 생애주기와는 다른 독특한 차별성을 가진다. 이러한 차별성은 이들이 경험하고 지각하는 스트레스에 있어서도 마찬가지이다. 노인들은 지금까지 살아온 이전의 생애주기와는 다른 신체적, 심리적, 사회적 차원에서의 변화에 직면하여 이전에 경험해 보지 못했던 스트레스를 겪게 되고 그에 따른 영향을 받으며, 그것을 극복하고자 할 때 사용하는 대처수단 역시 이전과는 다르게 나타난다(전해숙, 2010).

특히 노인들은 주요생활사건을 통해서보다는 사소한 일상생활의 스트레스가 삶의 질과 정신건강에 더 강한 관련이 있는 것으로 나타났다. 따라서 가족관계, 건강, 경제문제 등과 같은 노인의 일상생활과 관련된 요인들에 대한 불만족의 정도가 노인들에게 심리적이고 신체적인 스트레스 반응을 더 쉽게 유발시키는 것으로 알려져 있다. 이때 일상생활의 문제라는 것은 주요생활사건보다 덜 극적이지만,

일반적인 대인관계에서 일어날 수 있는 일상의 사소한 스트레스원들을 의미한다. 이러한 일상생활 스트레스는 반복적으로 계속되면서, 노인들에게 환경을 통제할 수 없다는 무기력한 느낌을 가지게 만드는 결과를 가지고 온다(남기민 · 이정은, 2012). 즉 가랑비에 옷 젖는 줄 모른다는 식으로 사소해 보이는 일상의 일들이 노인들에게는 나중에 수동성, 무력감, 회피성 등과 같은 문제를 야기할 수도 있다는 것이다.

노인이 지각하는 스트레스의 원인과 그 영향, 스트레스에 대한 대처는 노인이 처한 사회적 맥락과 개인적 상황의 차이로 인해 다양하게 지각될 수 있다. 또한 대처행위 역시 노인에 따라 독특할 수밖에 없다(김애경, 2003). 노인들이 지각하는 스트레스와 관련하여 흥미로운 점은 동일한 생애주기에 속한 노인 집단 내에서도 개인마다 스트레스를 지각하는 정도에 차이가 있고, 대처방식도 다르다는 것이다. 즉 동일한 수준의 스트레스 상황이 주어지더라도 개인에 따라 긍정적 또는 능동적으로 대처하는 경우가 있는가 하면 심리적 안정감을 상실하고 부적응적인 모습을 보이는 노인도 있다는 점이다(안세윤 · 하창순, 2008). 이에 대해서 스트레스 연구자들은 개인이 여러 가지 사건이나 상황을 어떻게 지각하고 해석하는가에 따라 스트레스에 대한 반응이 달라진다고 보았다. 즉 스트레스는 개인적 특성에 따라 유발되는 정도가 다르며 이에 따른 반응결과 또한 상이하다는 것이다(하정희, 2007). 따라서 노년기 스트레스에 있어서 이러한 다양한 측면에 대한 이해가 이루어질 때, 노인이 처한 스트레스에 있어서의 현실적인 대처와 스트레스 관리 프로그램의 적용이 보다 용이할 것이다.

일반적으로 널리 알려진 스트레스 대처전략으로는 문제중심 대처, 정서중심 대처, 및 인지중심 대처가 소개되고 있다. Lazarus와 Folkman은 스트레스 자극에 대해 내린 일차적 평가결과에 따른 대처 방식을 문제중심 대처와 정서중심 대처로 구분하여 설명하였으며, Stuart와 Laraia(2005)는 인지중심 대처에 대해 밝히고 있다(최승애 · 정현희, 2004).

(1) 문제중심 대처

먼저, 문제를 변화시켜 해결하려는 문제중심 대처란 개인 자신의 행동 혹은 환경조건 등을 변화시키려는 인지적 및 행동적인 문제해결 노력을 말한다. 이는 환경적 요구를 조정하기 위해 대안적인 계획을 개발하고, 이런 계획을 수행하기 위한 행동을 취하고 그 상황에 대한 정보나 조언을 더 많이 구하고, 문제를 보다 효율적으로 해결하기 위한 새로운 기술을 학습하는 것과 같은 방식으로 고통을 일으키는 문제를 다루거나 변화시키는 방식을 말한다. 문제중심 대처전략은 "문제 직면하기", "사회적 지지의 추구", "문제해결을 위한 계획 세우기" 등의 3가지 하위 전략을 포함하고 있다(김정모, 2004).

(2) 정서중심 대처

문제중심 대처에 반해 정서중심 대처란 문제를 직접 변화시키기보다는 부정적인 정서 경험을 조절하려고 하는 정서중심 대처전략을 일컫는다. 정서중심 대처는 스트레스 상황에 대해 현실적으로 생각하는 것을 회피하거나 문제의 영향력을 최소화하기 위해 그 상황의 최대한 긍정적 측면에 초점 맞추기, 운동, 이완, 명상, 감정의 해소, 정서적 지지의 추구 등과 같은 방식을 활용한다. 따라서 정서중심 대처방식은 문제에 대한 정서반응을 조절함으로써 정서적인 스트레스를 감소시키거나 인내하려고 시도하는 인지적 및 행동적 노력을 의미한다. 그리고 정서중심 대처전략은 “정서조절”, “거리두기”, “긍정적으로 생각하기”, “책임 인정하기”, “기분전환 행동” 등과 같은 5가지의 하위 전략을 포함한다(김정모, 2004).

Folkman 등(1987)과 Blanchard-Fields와 Camp(1990)에 의하면 문제중심 대처전략과 정서중심 대처전략 가운데 노인들은 젊은 성인과 비교하여 정서중심 대처전략을 주로 사용하는 것으로 보고하고 있다. 즉 노인들은 문제 상황에서 “사회적 지지 추구 행동”을 덜 보이거나 직접적으로 문제 상황을 대면하는 것을 회피하고, 마치 문제가 일어나지 않은 것처럼 거리를 두거나, 또는 문제 상황을 그렇게 나쁘지 않은 것이라고 긍정적으로 재해석하는 정서중심 대처전략을 주로 사용하는 것으로 설명하고 있다.

특히 노인들은 노화에 따라 신체적 기능장애를 많이 겪고 가족, 친지 그리고 주변 사람들의 죽음을 점점 더 많이 경험하게 된다. 이러한 스트레스 상황에서는 문제중심 대처전략보다는 정서중심 대처전략이 이들이 직면한 부정적인 정서를 감소시키는 데 더 효율적이기 때문에 노인들은 정서중심 대처전략을 선택하게 되는 것으로 본다(김정모, 2004).

(3) 인지중심 대처

문제중심 대처와 정서중심 대처에 더해 인지중심 대처를 통한 스트레스 대처전략 유형이 소개되고 있다. Stuart와 Laraia(2005)는 "긍정적인 비교", "선택적 무시", "보상으로의 대치", "원하는 대상의 가치를 떨어뜨리기" 등의 방식을 통한 인지중심 대처를 제시하고 있다. 이러한 인지중심 스트레스 대처전략은 대상자가 지닌 문제의 의미를 인지조절 방식을 통해 스스로 문제를 가볍게 만들어 스트레스 상황에 대처하는 것을 말한다.

3) 스트레스 대처자원

개인이 스트레스에 어떻게 대처할 것인가를 결정하는 전략의 선택에 있어서 스트레스에 대처할 수 있는 자원의 존재는 중요한 결정 요인이 된다.

일반적으로 언급되는 스트레스 대처자원에는 개인의 능력과 기술, 재산, 신체적 건강뿐만 아니라 심리적 방어기술, 사회적 지지 등도 포함된다. 그 밖의 대처자원으로서는 성격, 사회기술, 신념, 종교, 경험과 지식 등이 있다. 특히 자신을 긍정적으로 바라보는 것은 문제해결을 위한 희망의 기초가 될 수 있기 때문에 대처자원으로서 대단히 중요하다. 즉 자신을 얼마만큼 긍정적으로 바라볼 수 있는가의 정도는 현재의 문제를 해결하는 희망의 단초가 될 수 있기 때문이다.

또한 사회기술과 문제해결기술은 스트레스 상황에서 개인의 대처전략을 증가시킨다. 먼저 사회기술은 타인이 개입된 문제를 해결하는데 유용하며, 타인의 지지와 협조 가능성을 높여 주기 때문에 개인에게 있어서 더 많은 사회적 통제감을 부여한다. 그리고 문제해결기술은 스트레스 상황을 벗어나거나 경감시킬 수 있는 정보를 찾는 능력, 문제를 밝혀내는 것, 대안을 비교 평가하는 것, 행동계획을 수행하는 것을 포함한다(Stuart & Laraia, 2005).

한편 똑같은 수준의 스트레스 상황일지라도 개인에 따라 그것이 스트레스로 작용할 수도 있고, 작용하지 않을 수도 있다. 즉 개인이 가지고 있는 여러 가지 심리적 · 성격적인 특성에 따라 스트레스 지각과 반응에 큰 차이가 있을 수 있다. 그리고 개인은 어느 한 가지 대처만을 사용하는 것이 아니라 여러 가지 종류의 대처방법을 종합적으로 사용하면서 자기 자신의 독특한 반응양식으로 스트레스 상황에 대처하게 된다(김애경, 2003).

Lazarus와 Folkman(1984)에 의하면 스트레스에 대한 반응은 스트레스를 유발하는 사건에 대하여 개인이 어떻게 지각하는지에 따른 인지 과정과 그 사건을 다루기 위해 개인이 활용할 수 있는 대처자원에 달려 있고, 대처자원은 인지적 평가에 의해 결정되는 대처방식을 매개하는 요인으로서 역할을 할 뿐만 아니라 스트레스 반응에 영향을 미치게 된다(강광순 · 오상은, 2012). 따라서 스트레스를 경험한다고 해서 모든 노인이 똑같은 불안, 우울, 자살생각 등을 경험하는 것은 아니며, 개인의 성격특성과 대처자원 등에 따라 스트레스로 인한 부정적 결과를 덜 경험할 수도 있는 것이다. 이때 개인이 스트레스에 취약한 요인들을 많이 가지고 있다면 스트레스 사건에 견디는 힘이 적어 쉽게 스트레스의 지배를 받게 될 것이다. 하지만 취약요인을 적게 가지고 있는 개인은 스트레스 상황에 직면했다고 해서 반드시 신체적 질병과 심리적 불안 등이 발생하는 것이 아니기 때문에 노인 스트레스의 이해를 위해서는 개인적인 특성을 고려하는 것이 필요하다(임주영 · 전귀연, 2012). 노인 스트레스 연구들에서 주로 언급되고 있는 스트레스 대처자원들에 대해서는 5장에서 구체적으로 살펴보기로 한다.

4. 스트레스와 심리적 · 신체적 질병

스트레스는 단순히 우리의 기분에만 영향을 미치는 것이 아님이 동물 및 인체 실험결과 과학적으로 증명되고 있다. 즉 스트레스는 심리적 · 신체적 건강과 질병에 직 · 간접적인 영향을 미쳐 뇌졸중, 고혈압, 당뇨, 심장병, 암 등 대부분의 성인병 발병과 진행의 원인이 되고 있다는 것이 임상적으로 입증되고 있다(변광호, 2004). 다음은 이에 대한 구체적 설명들이다.

1) 스트레스와 신체적 질병

통계청의 사망원인 통계자료는 인구 10만 명당 65세 이상 인구의 사망원인 및 사망률 1위부터 5위까지를 다음과 같이 밝히고 있다. 먼저 1위는 암, 2위는 뇌혈관질환, 3위는 심장질환, 4위는 당뇨병, 5위는 기관지염, 천식, 폐기종 등 만성적으로 호흡에 장애를 주는 폐질환의 총칭인 만성 하기도 질환으로 나타났다. 그런데 이러한 사실은 재해나 사고와 같은 이유로 사람들이 사망하기보다는 질병이 사망의 더 큰 원인으로 작용하고 있음을 뜻한다고 할 것이다. 그리고 국민건강보험공단 자료에 의하면 노인성질환 진료비가 2002년 5,800여억 원에서 2008년 2조 1,900여억 원으로 6년 사이 4배가량 급증함으로써 사회적 비용의 증가와 건강보험 재정악화에 기여하고 있는 것으로 나타났다.

한편 스트레스가 다양한 신체적 질병을 유발할 수 있다는 증거들이 속속 드러나고 있으며, 학자들에 의해서 스트레스와 질병 간의 관계에서 어떤 생리적 기제가 관련되어 있는지도 밝혀지고 있다. 특히 Brannon과 Feist(2000)는 스트레스와 질병 간의 연결관계 및 그 생리적 기제에 대해서 다음과 같이 설명하고 있다.

(1) 스트레스가 질병을 일으킬 수 있는 직·간접적 방식

첫째, 스트레스의 직접적 영향이 있다. 스트레스는 면역계뿐만 아니라 신경계와 내분비계에 직접적인 영향을 미침으로써 각종 신체적 질병을 일으킬 수 있다. 면역계와 신경계 및 내분비계는 어느 하나라도 질병을 일으킬 수 있기 때문에 생리적 차원에서 스트레스는 이들을 통해 질병을 일으키는 원인이 될 수 있다.

둘째, 스트레스의 간접적 역할을 고려할 수 있다. 스트레스로 인해 사람들은 각종 건강관련 위험행동을 할 수 있다. 즉 스트레스는 사람들로 하여금 과도하고 빈번한 음주, 흡연, 약물 사용을 이끌 수 있으며 이들은 질병의 위험을 증가시킨다.

(2) 스트레스와 대표적인 신체적 질병

인간의 노화가 진행되면서 신체 저항력이 감소하여 각종 질환의 발병률이 높아진다. 이에 더해 다음과 같은 신체적 질병들은 오늘날 스트레스가 그 주요한 원인으로 그리고 증상을 악화시키는 요인으로 취급받고 있다(Brannon & Feist, 2000).

① 두통

스트레스는 긴장성 두통과 혈관성 두통의 주요한 원인으로 취급받고 있다. 가장 흔한 유형의 두통인 긴장성 두통은 머리와 목의 증가된 근육긴장과 관련이 있다. 긴장은 또한 혈관성 두통에도 한 요인이 되고 있는데, 혈관성 두통 중 가장 잘 알려진 것은 편두통으로서 이것은 동맥의 수축에서의 변화가 원인으로 가정되고 있으며 머리의 한쪽 부위에 나타나는 통증과 관련된 것으로 알려져 있다.

한편 스트레스 사건은 두통의 개시에 앞서서 나타나며, 두통을 경험하고 있을 때는 그 강도를 더 세게 하는 경향이 있다.

② 감염질병

감기는 대표적인 감염질병의 일종이다. 특히 감기는 만성 하기도 질환의 시초가 되어 허약해진 노인들을 죽음으로 이끄는 무서운 질병이기도 하다. 그런데 스트레스를 경험하는 사람들은 그렇지 않은 사람들보다 감기와 같은 감염질병에 더 잘 걸리는 것으로 알려졌다. 예를 들어, Stone 등(1987)의 연구에 의하면 긍정적 사건의 감소 혹은 부정적 사건의 증가는 3~4개월 후에 감기와 같은 감염질병에 더 잘 걸리게 만드는 것으로 나타났다. 또한 Cohen 등(1991)의 연구에서도 심리적 스트레스의 정도와 호흡기 감염과 감기의 발생이 정적 상관관계를 보였다. 즉 스트레스 수준이 높을수록 감기와 같은 질병에 더 잘 걸리는 것으로 나타났다. 그리고 한 달 이상의 강한 만성적 스트레스는 감기의 발생률을 증가시키는 것을 발견하였다(Cohen 등, 1998). 이처럼 심리적 스트레스는 감기의 중요한 예측요인으로 작용하여 수면부족이나 백혈구의 수보다 감기의 발생에 더 큰 영향을 미치는 것으로 여겨지고 있다.

③ 심혈관계질환

65세 이상 인구의 사망원인 3위인 심장질환과 관련하여 갑작스런 심장발작으로 사망한 사람들이 생존한 사람들보다 심장발작 전 6개월 동안에 더 많은 스트레스 생활사건을 경험한 것으로 나타났다. 즉 배우자나 친한 주위 사람의 사망, 불명예스러운 일, 실직과 같은 특정한 스트레스는 심장발작에 방아쇠를 당기는 역할과 같은 위험요인으로 작용하였다. 또한 관상심장질환이 있는 외래환자를 대상으로 심장발작 직전 한 시간 동안 부정적 정서를 관찰한 결과, 슬픔, 좌절 또는 긴장 등과 같은 느낌이 있는 경우 심장발작의 위험을 배가시키는 것으로 나타났다.

④ 고혈압

우리나라 노인의 90% 이상은 한 가지 이상의 만성질환을 가지고 있으며, 이 가운데 고혈압의 이환율은 40.8%로 관절염 다음으로 높다(한국보건사회연구원, 2005). 그리고 고혈압은 뇌졸중, 심부전증, 협심증, 신부전, 심근경색 등을 유발하는 중요한 위험인자로 보고하고 있다(이상열 외, 2008). 우리나라 노인들의 높은 고혈압 이환율은 나트륨 섭취가 많은 음식문화와 같은 사회환경적 요인과 노화에 따른 사회적 소외, 심리사회적 박탈감 등의 스트레스와 관련이 큰 것으로 보고되고 있다(김정현 · 김중환, 2010). 특히 가장 일반적인 본태성 고혈압은 명백한 기질적 원인 없이 다양한 심리적 요인과 스트레스와 관련된 질병으로서 내 · 외적인 스트레스가 교감신경계 활동을 활성화시켜 혈압이 상승하는 것으로 추정하고 있다(윤상호, 2001).

즉 스트레스는 교감신경계를 통해서 혈압상승, 호흡량증가, 동공확대, 혈당상승 등과 같은 생체반응을 초래함으로써 스트레스에 저항할 수 있는 상태로 우리 몸을 변화시킨다(고경봉, 2002; 김정현 · 김중환, 2010). 그런데 이러한 적응 기제가 만성 스트레스로 인해 장기화되면 적응기제의 부산물인 알로스타시스가 증가하여 고혈압뿐만 아니라 소화성 궤양 등과 같은 질병이 발생할 위험이 높아진다.

⑤ 당뇨

노인 당뇨병 환자들은 건강한 노인에 비해 조기사망, 기능장애와 고혈압, 심혈관질환, 뇌졸중과 같은 동반질환을 많이 가지고 있다. 이로 인해 사회경제적으로는 노인성 질환 진료비를 증가시켜 사회적 부담을 가중시키는 원인이 되고 있다(임성철, 2012).

이때 스트레스는 몇 가지 방식을 통해 당뇨에 영향을 미치는 것으로 생각된다. 먼저 아동기에 시작하는 제1유형 당뇨인 인슐린의존당뇨 환자는 그렇지 않은 사람들보다 더 많은 스트레스 생활사건을 경험하는 것으로 조사되었다. 스트레스는 면역계의 붕괴를 통해 제1유형인 인슐린의존당뇨의 발전에 직접적으로 영향을 주는 것으로 여겨진다.

그리고 스트레스는 교감신경계에 영향을 줌으로써 성인기에 나타나는 제2유형 당뇨인 비인슐린의존당뇨에 직접적으로 기여하는 것으로 보고 있다. 즉 스트레스는 비만에 영향을 줌으로써 비인슐린의존당뇨에 기여할 수 있는 것으로 보고 있다. 이처럼 스트레스는 당뇨로 발전하는 데 방아쇠와 같은 역할을 할 수 있기 때문에 당뇨관리의 중요한 측면이 되고 있다.

⑥ 천식

기도폐색, 기도염증 등으로 인해 발생하는 호흡곤란의 특징을 가지는 천식의 유병률과 사망률은 증가하는 추세이다. 특히 노인 천식의 국내 유병률은 65세 이상에서 23.6%로서 젊은 연령층에서는 천식으로 사망하는 경우가 거의 없다가 중년 이후 서서히 증가하면서 65세 이후 현격히 증가하는 특성을 보이고 있다(오연목, 2008).

그런데 이러한 천식은 정서적 사건, 통증과 신체적 스트레스원, 알르레기원이 주변에 있다는 생각 등과 같은 스트레스가 천식발작의 자극원이 될 수 있다. 특이한 점은 신체적 반응인 천식발작이 심리 · 정서적 원인에 의해 일어날 수 있으며, 스트레스 사건과 관련해서 발생하기도 한다는 점이다. 그리고 천식발작을 회피하기 위한 주변환경의 통제 등과 같은 노력들 자체가 스트레스로 작용하여 천식을 유발할 수 있다.

⑦ 류마티스 관절염

한 개인의 면역계가 자기 자신을 공격하는 자가면역장애인 류마티스 관절염은 관절의 조직 내층에 손상을 가져와 통증과 유연성 및 운동성의 손실을 유발한다. 이러한 류마티스 관절염과 스트레스의 연관성에 대해서 학자들은 스트레스가 통증 민감성을 증가시키고, 대처 노력을 감소시키며, 염증 과정 자체에 영향을 줌으로써 관절염을 더 악화시킬 수 있음을 밝히고 있다. 또한 류마티스 관절염이 일상생활에 미치는 영향 및 삶의 질 악화는 스트레스로 작용하여 사람들의 생활에 변화를 가져올 수 있으며, 질병에 대한 심리적, 경제적 대처 노력을 요하는 원인이 되기도 한다.

⑧ 소화기질환

노화는 여러 장기 조직의 변성 및 생리적 기능저하를 유발하는 것으로 알려져 있는데 소화기관의 여러 기능들 역시 노화에 의해 영향을 받는 것으로 여겨지고 있다. 그런데 동물실험에서 고령의 쥐에게 음식물 제한 등의 스트레스를 가하면 음식물 섭취 및 체중이 급격히 감소하며 이후에 정상적으로 식이를 공급하더라도 상태가 안정되지 않거나 회복에 오랜 시간이 걸렸다는 보고가 있다. 따라서 고령의 환자와 같은 경우 갑작스런 입원 등으로 인한 스트레스 상황에 처할 때, 위-식도 역류, 변비 등의 식도질환, 위의 운동성 저하 및 위 점막 손상 등의 위 질환, 위산 분비기능의 감소와 그에 따른 흡수 장애 등과 같은 소장 질환과 같은 소화기관 장애가 발생할 수 있다(박경식, 2011).

2) 스트레스와 정신질환

정신질환은 일반적으로 정신의 기능에 지장이 생겨 그 사람의 사회생활에 곤란을 야기한 경우라고 할 수 있다(이희자, 2011). 그리고 이 용어는 질병의 개념이 강조되고 있으며 지능, 인지, 지각, 생각, 기억, 감정, 성격 등의 정신기능의 이상 상태에서 병적인 현상이 나타나는 모든 질환을 의미하기도 한다(권진숙 외, 2013).

한편 개인의 정신장애와 정신건강을 이해하기 위해 생물학적, 심리학적, 사회학적 관점을 모두 포괄하는 스트레스-취약성-대처능력 모델이 있는데, 이 모델은 개인의 특성과 환경과의 상호작용을 강조하고 있다. 이 모델에 따르면, 노년기에 직면하는 개인의 취약성은 신체생물학적으로 나타날 수도 있고, 심리사회적인 것으로 나타날 수도 있다. 그런데 이렇게 형성된 취약성이 그대로 정신장애를 일으키는 것이 아니라 취약성을 지닌 개인이 환경적 여건, 특히 스트레스 사건에 직면하여 정신장애를 일으킨다는 것이다(권진숙 외, 2013). 실제로 선행연구들은 지속적이고 강한 스트레스가 정신질환을 일으킬 가능성이 높음을 보고하고 있다(김상태, 1987). 그리고 정신적 외상과 관련된 사건의 경험이 다양한 정신적 증상을 유발하는 원인이 될 수 있음을 다양한 연구들은 밝히고 있다(류성곤, 2005).

스트레스와 직결된 대표적 정신질환이 바로 외상 후 스트레스 장애이다. 외상 후 스트레스 장애는 사고, 천재지변, 납치, 강간, 고문, 협박, 폭행, 전쟁 등과 같은 생명의 위협이 될 정도의 스트레스를 받은 후에 일어나는 정신질환을 일컫는다. 정신장애의 분류체계와 진단기준을 제시하고 있는 DSM-5에서는 표 4-1과 같이 외상 후 스트레스 장애에 대한 진단기준을 제시하고 있다(권석만, 2013).

표 4-1 ■ 외상 후 스트레스 장애에 대한 DSM-5의 진단기준

A. 실제적인 것이든 위협을 당한 것이든 죽음, 심각한 상해 또는 성적인 폭력을 다음 중 한 가지 이상의 방식으로 경험한다.
   1. 외상 사건을 직접 경험하는 것
   2. 외상 사건이 다른 사람에게 일어나는 것을 직접 목격하는 것
   3. 외상 사건이 가까운 가족이나 친구에게 일어났음을 알게 되는 것
   4. 외상 사건의 혐오스러운 세부내용에 반복적으로 또는 극단적으로 노출되는 것(전자매체, TV, 영화, 사진을 통한 것이 아님)

B. 외상 사건과 관련된 침투 증상이 다음 중 한 가지 이상 나타난다.
   1. 외상 사건에 대한 고통스러운 기억의 반복적이고 침투적인 경험
   2. 외상 사건과 관련된 고통스러운 꿈의 반복적 경험
   3. 외상 사건이 실제로 일어난 것처럼 느끼고 행동하는 해리반응
   4. 외상 사건과 유사하거나 그러한 사건을 상징하는 내적 또는 외적 단서에 노출될 때마다 강렬한 심리적 고통의 경험
   5. 외상 사건을 상징하거나 그와 유사한 내적 또는 외적 단서에 대한 심각한 생리적 반응

C. 외상 사건과 관련된 자극 회피가 다음 중 한 가지 이상의 방식으로 지속적으로 나타난다. 이러한 변화는 외상 사건이 일어난 후에 시작된다.
   1. 외상 사건과 밀접히 관련된 고통스러운 기억, 생각, 감정으로 회피하거나 회피하려는 노력
   2. 외상 사건과 밀접히 관련된 고통스러운 기억, 생각, 감정을 유발하는 외적인 단서들(사람, 장소, 대화, 활동, 대상, 상황)을 회피하거나 회피하려는 노력

D. 외상 사건에 대한 인지와 감정의 부정적 변화가 다음 중 두 가지 이상 나타난다. 이러한 변화는 외상 사건이 일어난 후에 시작되거나 악화될 수 있다.
   1. 외상 사건의 중요한 측면을 기억하지 못한다.
   2. 자신, 타인, 세상에 대한 과장된 부정적 신념이나 기대를 지속적으로 지닌다.
   3. 외상 사건의 원인이나 결과에 대한 왜곡된 인지를 지니며, 이러한 인지로 인해 자신이나 타인을 책망한다.
   4. 부정적인 정서 상태(예: 공포, 분노, 죄책감이나 수치심)를 지속적으로 나타낸다.
   5. 중요한 활동에 대한 관심이나 참여가 현저하게 감소한다.

6. 다른 사람에 대해서 거리감이나 소외감을 느낀다.
7. 긍정정서(예: 행복감, 만족, 사랑의 감정)를 지속적으로 느끼지 못한다.

E. 외상 사건과 관련하여 각성과 반응성의 현저한 변화가 다음 중 두 가지 이상 나타난다. 이러한 변화는 외상 사건이 일어난 후에 시작되거나 악화될 수 있다.
1. (자극이 없는 상태이거나 사소한 자극에도) 짜증스러운 행동이나 분노 폭발
2. 무모하거나 자기파괴적인 행동
3. 과도한 경계
4. 과도한 놀람 반응
5. 집중의 곤란
6. 수면 장애

F. 위에 제시된(B, C, D, E의 기준을 모두 충족시키는) 장애가 1개월 이상 나타난다.

G. 이러한 장애로 인해서 심각한 고통이 유발되거나 사회적, 직업적 또는 중요한 기능에 현저한 손상이 나타난다.

H. 이러한 장애는 약물이나 신체적 질병에 의한 것이 아니어야 한다.

이러한 외상 후 스트레스 장애와 관련하여 사회적으로 노령화가 진행될수록 노인에서의 외상 후 스트레스 장애의 유병률은 더욱 증가할 것으로 전문가들은 예측하고 있다. 특히 노인에 대한 신체적 학대나 강도, 유기와 같은 사건들이 최근 증가하고 있는 추세이기 때문에 이러한 장애의 위험이 높으며, 젊은 시절의 외상으로 인한 정신적 증상들이 노인이 되어 발병할 수도 있기 때문에 사회적인 주의를 요하고 있다. 노인의 외상 후 스트레스 장애는 현재의 스트레스나 발달력, 심리사회적 기능 등이 영향을 미치는 경우가 많다. 즉 배우자나 친한 친구의 사망, 퇴직, 건강상의 문제로 인한 심리적 불안정에 의하여 외상 후 스트레스 장애의 증상이 악화될 수도 있는 것이다(류성

곤, 2005).

노인에게서 나타나는 외상 후 스트레스 장애는 과거의 외상으로 인한 후유증으로 발생한 장애와 최근에 발생한 외상으로 인한 장애로 분류할 수 있다. 과거에 발생한 외상의 경우 외상 후 초기에는 비교적 적응을 잘 해내지만 점차 증상의 악화를 가져오는 경우가 많다. 이 환자들 중 많은 경우가 사회적 경력을 쌓고 가족을 부양하는 중년기까지 증상을 잊고 지내지만 나이가 들면서 증상이 나타나는 경우가 많다. 또한 노인의 경우 외상과 관련된 자극에 노출되었을 때, 증상의 악화가 더 쉽게 이루어진다는 것을 의미한다. 최근의 외상에 의한 증상의 발생은 노인의 경우, 재해에 몰두하는 경향을 보이며, 회피행동과 수면장애, 울부짖음 등을 더 많이 보이는 경향을 나타낸다(류성곤, 2005). 그밖에도 우울과 불안 역시 대표적인 스트레스성 정신질환인데, 이에 대해서는 5장 3절에서 보다 더 구체적으로 살펴보도록 하겠다.

5. 스트레스 반응과 생리학

어떤 면에서 볼 때 스트레스라고 하는 것은 일정한 자극에 대한 뇌의 반응으로 생겨난 것이라고 할 수 있다(강봉균 외, 2009). 따라서 스트레스 반응 메커니즘을 이해하기 위해 스트레스에 관련된 뇌의 해부학적 부위와 그 생리적 기능에 대한 검토는 중요한 토대가 된다(고경봉, 2002).

1) 스트레스와 뇌

Sapolsky(2004)는 스트레스를 받는 동안 우리 인체 기관의 무엇이 활성화되고 어떤 것이 억제되는지, 호르몬과 뇌의 체계는 스트레스 반응에 어떻게 반응하는지 등에 대해서 다음과 같이 설명하고 있다.

(1) 스트레스와 자율신경계

스트레스가 인체에 미치는 영향에 대한 연구는 두 가지 신경내분비계를 중심으로 설명되고 있다. 하나는 자율신경계의 교감신경계-부신수질에 대한 것으로 에피네프린과 노르에피네프린 분비에 관여하고, 다른 하나는 HPA축이라 불리는 시상하부(hypothalamus)[8], 뇌하수체(pituitary gland)[9], 부신피질(adrenal cortex)[10] 축으로 코티솔의 분비에 관여한다.

먼저 스트레스와 자율신경계 사이의 관계이다. 스트레스로 인해 나타나는 인체의 다양한 반응은 뇌에서 시작되는 자율신경계(autonomic nervous system)의 작용이며, 이 자율신경계는 교감신경계(sympathetic nervous system)와 부교감신경계(parasympathetic nervous system)로 나뉘어 그 역할을 담당하게 된다. 그리고 이 두 시스템은 동일한 표적기관에 관여하지만 한 시스템이 활동하면 다른 시스템은 활동을 멈추게 된다. 예를 들어, 교감신경계의 활성화가 침 분비를 감소시켜서

8) 간뇌의 대부분을 차지하는 회백질부의 아래쪽에서 뇌하수체로 이어지는 부분
9) 간뇌의 시상하부 아래쪽에 매달려 있는 내분비기관의 하나
10) 부신의 표층부를 차지하는 조직

입이 마르는 감각을 일으키면 부교감신경계는 침 분비를 촉진하는 식이다.

교감신경계는 뇌가 스트레스에 반응하여 신체기관에 반응을 불러 일으키는 첫 번째 수단이다. 이 교감신경계는 신체의 거의 모든 기관과 혈관 그리고 땀샘까지 그 가지가 뻗쳐 있다. 그래서 만약 우리가 어떤 일로 깜짝 놀라게 되면 신체의 털 하나하나에 붙어 있는 수많은 작은 근육에서도 투사가 일어나 그 끝에 있는 털들이 일어서게 되고, 근육은 있지만 털이 붙어 있지 않은 부위에서는 닭살이 돋는 경험을 하게 되는 것이다. 이러한 교감신경은 특히 위급한 상황, 돌발적인 상황, 위험에 직면하여 활성화된다. 그래서 교감신경은 무엇인가를 경계하고, 정신을 차리게 만들고, 에너지를 동원하는 일을 매개하도록 돕는다. 또한 교감신경은 우리가 스트레스를 받을 때처럼 흥분하거나 경계가 필요할 때 작동하는 전형적인 신경활동체계가 된다.

교감신경체계의 신경말단에서는 에피네프린이라는 화학적 전달물질을 방출하게 되는데, 우리가 순간적으로 깜짝 놀랄 일을 경험할 때 가슴이 철렁하는 것을 느끼는데 그 이유가 바로 에피네프린으로 인한 반응이다. 에피네프린은 신장 바로 위의 부신 속에 있는 교감신경 종말의 작용으로 방출된다. 그리고 노르에피네프린은 온몸에 퍼져 있는 그 외의 모든 교감신경 종말에서 분비된다.

스트레스는 교감신경계를 통해서 혈압상승, 활동이 필요한 큰 근육으로의 혈류증가, 빨리 활동할 필요가 없는 소화기관 같은 내장기관에의 혈류감소, 혈당의 증가, 근육강도의 증가, 혈액응고 속도의 증가 등과 같은 생체반응을 가져오기도 한다(고경봉, 2002). 따라서 만성적으로 과도하게 교감신경이 자극되면 고혈압, 소화성 궤양 등과 같은 질병이 발생할 위험이 높아지게 됨으로써 스트레스가 만병의 근원이라는 평가를 받게 되는 결과를 가져오는 것이다.

한편 자율신경계의 다른 절반인 부교감신경은 교감신경과 반대역할을 맡고 있다. 즉 교감신경에서 투쟁, 도피, 두려움 등을 매개한다면 부교감신경에서는 그 밖의 모든 조용하고 단조로운 활성을 매개하게 된다. 그래서 편안한 휴식을 취하고 있다면 부교감신경이 활성

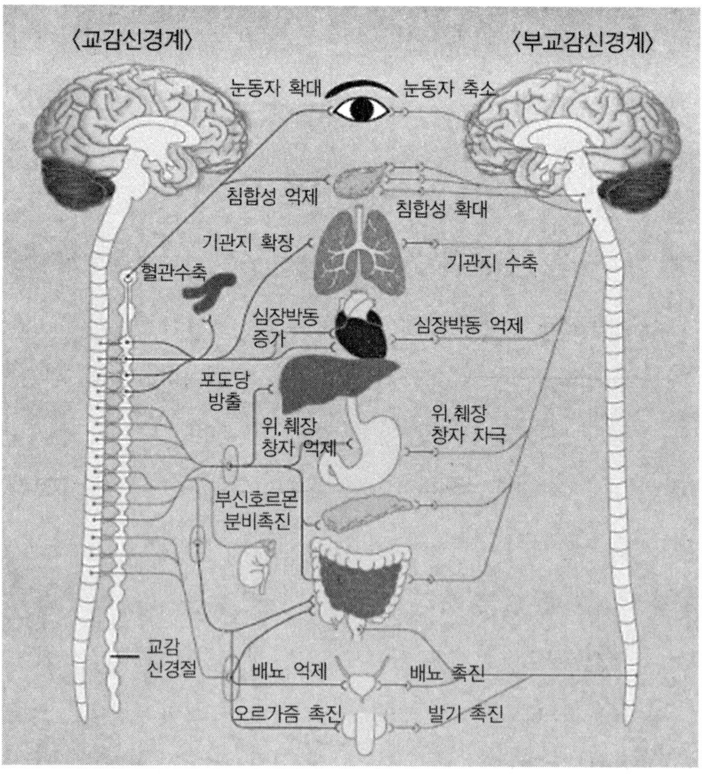

그림 4-1 ■ 자율신경계: 교감신경과 부교감신경

출처: https://kr.brainworld.com/BrainEducation/9283

화된 상태이고, 시간에 쫓겨 허둥지둥 대거나 직장동료와의 갈등으로 분을 삭이지 못하고 있는 중이라면 부교감신경계의 활동은 줄어든 대신 교감신경이 활성화되어 있는 것이다. 이처럼 자율신경계는 교감신경과 부교감신경이 서로 반대로 작용하면서 뇌가 보낸 교감과 부교감신경 전달들이 어떤 특정 신체장기에 도달하여 각각의 기능을 펼치게 만든다.

(2) 스트레스와 시상하부-뇌하수체-부신피질 축

교감신경계 이외에도 뇌가 스트레스에 반응하는 또 다른 방식이 있는데 그것은 바로 호르몬 분비를 통한 신체기관의 활성화이다. 즉 뇌는 스트레스에 반응하여 어떤 호르몬들의 분비는 증가시키고, 다른 호르몬들의 분비는 억제시키는 활동을 한다.

스트레스 자극이 주어지면 우리 몸은 신경계와 신경내분비계 그리고 면역계에서 질서정연하게 스트레스 반응들이 일어나 적응과 생존을 위한 기능을 증진시키게 된다. 그리고 일정한 시간이 지남에 따라 스트레스 자극 이전의 안정적인 평형 상태로 되돌아가는 식으로 반응들이 일어나게 된다(변광호, 2004).

예를 들면, 들판에서 갑자기 맹수의 공격을 받게 되었을 때 사람들은 공포를 느끼고 이에 따른 생리적 반응으로 심장이 쿵쾅대고 호흡이 가빠지면서 혈압이 급격히 상승하게 된다. 우리 신체가 그렇게 반응을 보이는 이유는 공포감이 우리의 간뇌에서 처음 인식되고, 대뇌피질에서 그것이 얼마나 위협적인 것인지를 판단하고 지각한 결과이다. 그 다음 그 결정이 시상하부로 전달되어서 내분비계와 자율신경계를 활성화시키게 된다.

내분비계를 활성화시킬 때는 시상하부 전엽에서 부신피질자극호르몬방출호르몬(corticotropin releasing hormone: CRH)을 분비하고, 이것은 뇌하수체를 자극하여 부신피질자극호르몬(ACTH)을 분비시킨다. ACTH는 스트레스 반응에서 중요한 역할을 하며 부신[11]에 작용한다.

---

11) 부신은 우리 몸의 양쪽 신장 각각의 위에 위치한 내분비선으로서 바깥쪽의 부신피질(adrenal cortex)과 안쪽의 부신수질(adrenal medulla)로 이루어져 있다. 이들은 코티솔과 에피네프린 스트레스 등과 같이 스트레스 반응에 중요한 호르몬들을 분비한다. 먼저 부신피질에서의 반응은 뇌하수체의 ACTH가 부신피질을 자극하여 당질코르티코이드를 방출하면서 시작된다. 코티솔은 여기서 분비되는 가장 중요한 호르몬으로서 혈중 코티솔 농도는 스트레스와 밀접하게 관련되어 있어서 스트레스 수준을 측정하는 기준치로 사용되고 있다.

한편 급성의 스트레스는 부신수질을 자극하여 에피네프린과 노르에피네프린을 분비하여 맥박과 호흡을 빠르게 하고 혈압을 올리고 심박출량을 증가시키는 등의 여러 가지 생리적 반응을 불러일으킨다. 이들 호르몬은 다른 신경전달물질보다 더 느리게 작용하지만 그 활동은 더 오래 지속되는 특성을 가지고 있다. 스트레스가 계속되면 스트레스와 싸우거나 도망가게끔 우리를 준비시키기 위해 부신피질에서는 코티솔과 알도스테론이란 호르몬을 분비한다. 먼저 코티솔은 스트레스에 대항하기 위한 연료를 제공해 주는 역할을 하는 호르몬이다. 코티솔은 혈당을 증가시켜 우리가 스트레스에 대항하는 데 필요한 에너지를 공급해 준다. 또한 코티솔은 동맥의 혈압을 높인다. 알도스테론도 요생성을 감소시키거나 나트륨을 축적시켜 혈류량을 증가시킴으로써 혈압을 올린다. 그리고 영양분과 산소를 스트레스와 싸우거나 도망가는 데 유리한 팔다리와 같은 신체부위로 이동시킨다. 코티솔은 신체가 스트레스를 경험하거나 지각할 때, 투쟁 또는 도피하도록 에너지를 동원하기도 하면서 단기적으로는 건강에 이로운 역할을 담당한다. 하지만 코티솔이 지속적으로 증가하면 해마에 있는 뉴런들의 취약성을 증가시켜 기억장애를 가져오기도 하고, 면역계를 변화시킴으로써 건강에 오히려 해가 될 수 있다. 그래서 많은 연구자들이 코티솔을 '스트레스 호르몬'이라고 부르며, 코티솔 수준의 측정치를 가지고 그 사람의 최근 스트레스 수준의 지표로 사용하기도 한다.

시상하부(hypothalamus)는 입천장 바로 위에 뒤쪽으로 향해 있으면서 뇌의 거의 모든 부위가 이곳과 연결되어 있기 때문에 심리적 자극에 대해 직접 반응을 나타내면서 대뇌피질[12)]에서 일어나는 인지적 스트레스 인자에 대해서도 반응을 나타낼 수 있는 곳이다. 시상하부에는 혈액이 아주 많이 공급되기 때문에 혈액 내의 호르몬의 농도를 측정함으로써 스트레스 반응을 확대, 또는 중재하는 데 있어서 중요한 역할을 담당한다.

스트레스와 관련하여 시상하부는 자율신경계의 활동을 시작하게 하고, 부신피질자극호르몬(ACTH)의 분비를 자극하는 역할을 한다. 이를 위해 시상하부는 교감신경계 활동을 활성화 시키거나 더디게 함으로써 또는 뇌하수체의 스트레스 호르몬의 생성을 자극하거나 억압함으로써 스트레스 반응을 조절하는 중요한 역할을 담당한다.

---

12) 각종 스트레스원(stressor)에서 발생한 스트레스 유발 자극은 일차적으로 대뇌피질 변연계에서 접수하여 과거 경험 등 기억력을 동원하여 그 자극을 해석하게 된다(변광호, 2004). 대뇌의 가장 바깥층에서 표면을 덮고 있는 회백질의 층인 대뇌피질은 언어, 감각, 정동 따위의 두뇌 기능을 담당하고 있다. 그리고 피질하부는 신체의 운동을 관장하는 소뇌, 호흡과 맥박을 관장하는 연수, 감정을 조절하는 간뇌, 수면을 조절하는 뇌교 등으로 구성되어 있다. 특히 간뇌는 시상과 시상하부로 구분되고 시상은 다른 신경계로부터 감각적 자극을 대뇌피질로 전달하고, 스트레스 반응의 핵심부위인 시상하부는 자율신경계를 일차적으로 활성화시키는 역할을 한다. 인지된 자극이 대뇌피질에서 스트레스로 인식되면 바로 신경내분비 적응계인 시상하부의 CRH세포, 뇌간의 LC(locus ceruleus)의 노르에피네프린, 즉 교감신경계와 이외 세로토닌, 도파민, 베타 엔돌핀 등의 신경전달물질과 사이토카인 분비세포들이 활성화된다. 시상하부에서 분비되는 CRH는 뇌하수체전엽을 자극하여 ACTH를 분비하게 하고, 이 ACTH는 콩팥 바로 위해 위치한 부신피질을 자극하여 당질코르티코이드인 코티솔을 분비하게 한다(변광호, 2004).

뇌하수체에서 분비되는 호르몬들은 모두 시상하부가 직접 관장하는데 이를 위해 시상하부는 자체 호르몬을 분비한다. 즉 우리 몸이 스트레스를 경험하거나 지각할 때, 뇌의 시상하부는 시상하부-뇌하수체 순환계에 부신피질자극호르몬방출호르몬(corticotropin releasing hormone: CRH)과 같은 일련의 방출 호르몬을 분비한다. 그리고 이어서 CRH는 뇌하수체에서의 부신피질자극호르몬(ACTH)의 방출을 촉발한다. 이때 스트레스는 ACTH를 증가시킨다. 이 ACTH는 혈관 속으로 분비된 후, 부신에 도달해서 당질 코르티코이드 방출을 촉발하게 된다. 특별히 이 당질 코르티코이드는 교감신경계의 에피네프린이나 노르에피네프린과 함께 스트레스를 경험하거나 지각하는 동안에 일어나는 우리 몸의 체내 변화의 많은 부분들을 담당함으로써 스트레스 반응을 주도하게 된다.[13)]

에피네프린은 심장 수축의 속도와 강도를 증가시키고 혈압을 올린다. 또한 시상하부에 피드백으로 작용하여 ACTH 및 기타 호르몬들의 분비를 증가시킨다. 그렇게 해서 만성 스트레스 상태에서 시상하부-뇌하수체-부신축의 활동이 증가되는 이유도 바로 이 때문으로 알려져 있다. 또한 에피네프린은 공포 상태와 연관되고, 노르에피네프린은 분노와 연관되어 나타나는 것으로 알려져 있다. 그리고 이에 대

13) 그러나 모든 스트레스가 똑같은 스트레스 반응을 초래하는 것은 아니다. 교감신경계와 당질 코르티코이드는 실질적으로 모든 스트레스에 반응하여 일정한 역할을 한다. 하지만 교감신경과 당질 코르티코이드라는 가지들이 반응하는 속도와 정도는 스트레스에 따라 달라질 수 있다. 즉 호르몬 분비의 조절과 양상은 각각의 스트레스에 따라 최소한 어느 정도는 달라지는 경향을 보이며, 특정한 스트레스에 대해서는 특정한 호르몬이 활성화되는 관계를 나타낸다.

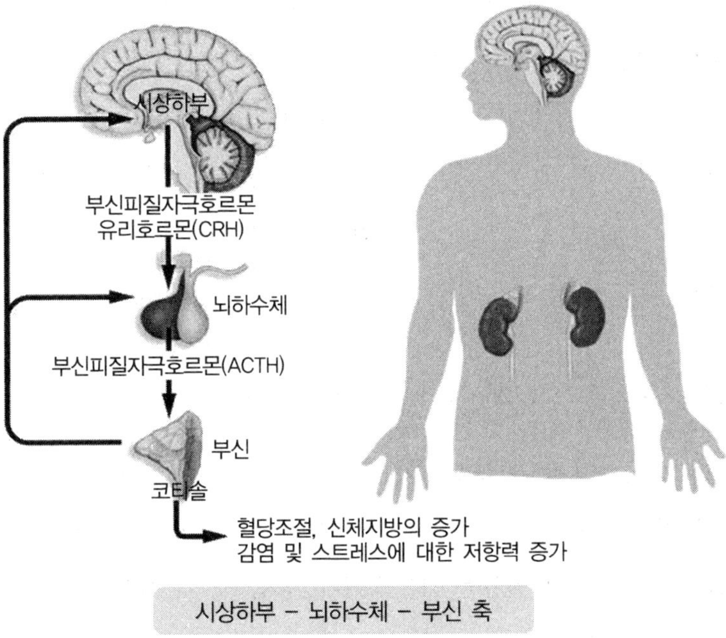

그림 4-2 ■ 시상하부 – 뇌하수체 – 부신 축(HPA축)

출처: http://cancer.go.kr/mbs/cancer/jsp/cancer/cancer.jsp?cancerSeq=4037&viewType=all&id=

한 증거는 많지 않지만, 에피네프린은 지속적인 경계 상태, 대중연설과 같은 심리적 스트레스와 연관되고, 노르에피네프린은 물리적 스트레스와 연관이 높은 것으로 여겨지고 있다.

그밖에도 스트레스를 경험하는 동안 췌장에서는 글루카곤의 분비도 촉진되는데, 이 글루카곤은 당질 코르티코이드와 교감신경계와 함께 포도당의 수준을 상승시킨다. 그리고 시상하부에서는 스트레스를 받는 동안 생식기능을 억제하는 역할을 하는 호르몬인 프로락틴도 분비한다. 반면에 스트레스를 받는 동안, 어떤 호르몬들은 분비가 억제되기도 한다. 즉 에스트로겐, 프로게스테론, 테스토스테론 등과 같은 생식호르몬들은 분비가 억제되고, 성장호르몬들 역시 분비가 억제된다.[14] 그리고 췌장의 호르몬인 인슐린의 분비 또한 억제된다. 자율신경계와 비교할 때, HPA축은 더 느리게 활성화되지만 만성적인 스트레스원이 있을 경우에는 앞서 언급한 스트레스 반응 호르몬들이 더 많은 영향을 미치게 된다.

(3) 스트레스가 뇌에 미치는 부정적 영향

스트레스는 우리 몸의 다양한 생리적 변화들을 수반하면서 뇌의 다양한 영역들에 부정적인 영향을 미치는 것으로 알려져 있다. 즉 뇌세포의 위축과 괴사 현상을 가져오거나, 학습 및 기억의 손상을 가져오며, 노화를 촉진시키고 노화 과정에서 질병으로 연결되기도 하는 것으로 보고되고 있다. 이러한 스트레스의 부정적 영향은 특히 우리 뇌의 뇌 변연계 구조 중 하나인 해마(hippocampus)와 많은 관련이 있는 것으로 학자들은 밝히고 있다. 해마는 내측 측두엽의 한 구조물로서 특히 기억과 인지적 기능에 관련된 중요한 역할을 맡고 있다.

해마는 기억과 학습의 중추적인 역할을 수행하는 것뿐 아니라 개체의 성장 이후에도 신경세포가 생성되는 중요한 뇌 기관임에 반하여, 세포손상과 노화를 이끄는 활성산소를 촉매하는 물질이 다량 농축되어 있다. 활성산소의 생성 증가는 해마 뉴런의 퇴화와 인지능력 그리고 기억력의 저하를 초래할 가능성이 높다(채창훈 · 박석, 2007).

14) 쥐에게서 즉각적으로 성장호르몬 분비를 감소시키지만, 사람의 경우에서는 성장호르몬 분비를 일시적으로 증가시키기도 한다.

또한 해마는 스트레스 자극에 취약해서 스트레스 강도와 기간이 증가함에 따라 해마의 구조와 뇌세포 생성, 시냅스 가소성[15] 및 해마와 관련된 행동학적 변화를 일으키는 것으로 많은 연구결과들은 설명하고 있다.

실제로 외상 후 스트레스 장애를 가진 환자의 해마 크기는 정상인보다 위축되어 있으며, 동물의 경우에도 21일간의 감금 스트레스 자극이 주어진 쥐의 해마 뉴런의 수상돌기가 위축된 연구결과들이 있다. 그리고 스트레스를 받은 쥐들에서는 해마에서의 시냅스 전달이 현저히 손상되는 현상들이 보고되고 있다. 이에 대해 학자들은 해마에는 스트레스 호르몬인 코르티코스테로이드(corticosteroid)[16]가 결합하는 당질코르티코이드(glucocorticoid) 수용체들이 많이 분포하고 있으며, 감각영역과 정서를 담당하는 편도체, 다양한 조절 및 통제기능을 가지고 있는 전두피질(frontal cortex)[17] 등과 유기적으로 연결되어 있기 때문에 스트레스 자극에 취약한 것으로 설명하고 있다(김은주 · 김진석, 2012).

---

15) 신경세포 간 정보전달이 일어나는 기본구조가 시냅스이다. 학습과 기억형성 과정에서 뇌에는 신경회로망이 만들어지고 변화하는데, 이 과정에서 시냅스는 없어지거나 새로 생기기도 하며, 시냅스를 통한 신경세포 간 신호전달 효율이 높아지거나 낮아지기도 한다. 이러한 특징을 시냅스 가소성(synaptic plasticity)이라고 한다.

16) 부신피질에서 분비되는 스테로이드 호르몬을 통틀어 이르는 말

17) 뇌피질 중 가장 큰 부위로 상 · 중 · 하 전두회로 구성되며, 기능적으로 운동피질, 전운동피질, 전전두연합피질로 구분된다.

2) 스트레스 반응 호르몬의 생리작용

일련의 스트레스 반응에서 생성된 카테콜아민[18]과 코티솔 등과 같은 스트레스 호르몬들은 말초기관인 심장혈관계, 면역계, 내분비계 등의 인체기관에 다음과 같은 여러 가지 생리반응을 일으키게 만든다. 먼저 스트레스와 관련된 카테콜아민의 생리작용은 혈압상승과 당뇨병이 생기는 요인이 된다.

(1) 카테콜아민의 생리작용

① 스트레스와 혈압

사람들이 스트레스를 지각하게 되면 혈압이 올라간다. 이때 일반적으로 혈압을 끌어올리는 메커니즘은 혈관에 분포되어 있는 신장(stretch) 수용체에서 시작된다. 만약 여기에서 혈압이 낮다는 신호가 오면 뇌간(brain stem)의 청반(locus ceruleus)에 작용하여 교감신경세포들을 자극하여 혈압을 올리게 된다. 그리고 카테콜아민 수용체는 알파와 베타가 있는데, 알파수용체는 주로 말초혈관에 분포되어 혈관수축을 유도하고 베타수용체는 심장에 분포되어 심장을 수축하고 맥박수를 올리는 작용을 한다. 스트레스 반응으로 가슴이 뛰고 혈압이 상승하는 경험을 하는 것은 바로 이러한 이유 때문이다.

---

18) 카테콜에서 유래된 모노아민계열 신경전달물질 또는 호르몬의 총칭이다. 스트레스로 교감신경계가 흥분되면 부신수실의 크로마핀세포에서 혈액으로 대량 방출되어 투쟁 혹은 도피(fight or flight)반응을 유도한다.

② 스트레스와 당뇨

스트레스가 만성으로 지속되면 당뇨병을 생기게 한다. 카테콜아민은 내분비계에도 영향을 미침으로써 혈당을 끌어올리는 기능도 한다. 콩팥에서 분비되는 레닌은 췌장에 작용하여 인슐린분비를 억제하고, 글루카곤 분비는 증가시켜서 혈당을 올리게 된다. 이 혈당은 스트레스 자극 시, 우리 몸이 이른바 '투쟁 혹은 도피(fight or flight)'하기 위한 에너지로 사용된다. 하지만 스트레스가 만성으로 지속되면 증가된 혈당이 회복되지 못하고 높은 혈당치를 유지하는 당뇨병이 생기는 원인으로 작용하게 된다.

(2) 코티솔의 생리작용

부신에서 만들어지는 호르몬인 코티솔은 스트레스와 높은 상호작용을 가지는 것으로 알려져 있다. 즉 스트레스는 코티솔 노출을 증가시키고 그 코티솔은 우리 몸의 신진대사에 폭넓게 영향을 미치기 때문에 코티솔 역시 대표적인 스트레스 호르몬으로 인정받고 있다. 보통 코티솔 수치는 거의 규칙적으로 하루 동안 오르내리는데, 아침에 가장 높고 밤에 가장 낮다. 여기서 주목할 것은 정신적 · 육체적 스트레스, 수면량 부족, 그리고 갖가지 질환 등과 같은 여러 가지 요인들이 코티솔의 정상적인 리듬을 교란시킬 수 있다는 점이다(Talbott, 2007).

코티솔이 인체 내에서 하는 많은 기능 가운데 하나는 에너지 생성을 위해 당, 지방, 아미노산의 방출을 자극하는 것이다. 먼저 코티솔은 간에서 글리코겐이 당으로 분해되도록 자극한다. 지방세포에서는 코티솔 자극에 반응하여 지방이 분해되어 지방산이 생성된다. 그리고 근육에서는 코티솔이 아미노산의 분비를 촉진하는데 아미노산은 근육에서 에너지를 내는 데 사용되기도 하고 간으로 보내져 당으로 전환되는 데 이용되기도 한다. 따라서 스트레스를 받으면 코티솔은 우리 몸이 스트레스에 적절히 대처하도록 다양한 생리반응을 일으키게 돕는 역할을 한다. 즉 코티솔의 작용 덕분에 우리는 사자가 돌진해 오더라도 도망칠 것인지 아니면 사자와 맞서 싸울 것인지 판단을 내린 다음, 상황 판단에 맞추어 몸이 반응하게 되는 것이다. 코티솔은 근육에서 아미노산을, 간에서 포도당을, 그리고 지방조직에서는 지방산을 혈액 안으로 내보내 몸이 당장 필요로 하는 에너지원으로 사용할 수 있도록 만들어 준다.

한편 스트레스와 관련하여 코티솔 과잉 상태가 오랫동안 계속되면 다음과 같은 생리작용이 동반되기도 한다. 먼저 면역기능을 억제한다. 그래서 만성 스트레스에 노출된 사람들이 감기에 더 잘 걸리는 것으로 알려져 있다. 또한 혈중 콜레스테롤의 상승과 혈소판 응집의 증가는 동맥경화증에 불리하게 작용한다. 그리고 코티솔에 예민한 해마의 신경세포가 위축되거나 사멸하여 학습과 기억에 장애를 초래한다. 이는 스트레스가 노화의 대표적 현상인 치매와도 관련이 있음을 보여 주는 예라고 할 것이다.

또한 우리 몸이 높은 수준의 스트레스에 노출되면 코티솔 분비가 빠르게 증가하고 이것이 성호르몬과 성욕을 감소시킨다. 그리고 증가된 코티솔은 인슐린 저항성, 당뇨, 복부비만, 콜레스테롤 증가, 고혈압이 특징인 대사증후군의 악화와 높은 관련성이 있음을 선행연구들은 밝히고 있다. 증가한 코티솔 수치가 신진대사와 신체적 · 정신적 건강에 미치는 영향에 대해서 Talbott(2007)는 표 4-2와 같이 정리하고 있다.

표 4-2 ■ 증가한 코티솔 수치가 신진대사와 신체적 · 정신적 건강에 미치는 영향

코티솔이 신진대사에 미치는 효과	만성적 건강 문제
식욕 증가, 근육소실, 지방 산화 억제, 지방축적 증가	비만
고콜레스테롤증과 고지혈증	심장질환
고혈압	심장질환
뇌의 신경화학적 변화(도파민, 세로토닌)	우울/불안
뇌세포 위축	알츠하이머
인슐린 저항성과 혈당의 증가	당뇨
골조직에서 칼슘 손실의 증가	골다공증
테스토스테론과 에스트로겐 감소	성욕 억제/감소
면역세포 수와 활성도 감소	잦은 감기, 독감, 감염
뇌 신경전달물질 합성 감소	기억력, 집중력 장애

3) 스트레스 시스템 모델

4장의 전반부에서 살펴본 바와 같이 동일한 스트레스 자극일지라도 개인이 이를 어떻게 지각하느냐에 따라 스트레스에 대한 반응이 달라지는 점, 그리고 스트레스의 지표가 되는 생리학적 반응 요인의 복잡성 등으로 인해 스트레스가 무엇인지에 대한 정의가 쉽지 않다. 그래서 스트레스를 정의하기 위한 대안으로 시도된 노력이 스트레스 시스템 모델이다.

스트레스 시스템 모델에서는 흥분성, 혐오감, 통제 등의 세 가지 차원에서 스트레스를 이해하고자 한다. 첫째, 스트레스 자극을 경험하는 개인이 스트레스에 대해 생리학적으로 어느 수준에서 반응하는지를 관찰하는 것이 필요하다고 본다. 이를 흥분성(excitability)이라고 표현하는데, 스트레스 자극에 대한 반응의 세기를 측정하기 위한 한 가지 방법이 스트레스 호르몬인 당질코르티코이드의 수준을 측정함으로써 스트레스에 대한 반응의 정도를 평가하게 된다.

둘째, 스트레스는 건전한 각성과 동기유발을 가져오는 긍정적 스트레스(eustress)도 있지만 스트레스 시스템 모델에서는 스트레스의 부정적 측면을 측정하기 위해 스트레스 자극이 개인에게 미치는 비호감 정도, 즉 혐오감(aversiveness)에 대한 측정이 요구된다. 이때의 스트레스 지각은 개인에게 유쾌한 자극이 아니라 혐오적이어야 한다는 것이다.

셋째, 최종적으로 어떤 스트레스 자극이 개인에게 있어서 스트레스가 될 수도 있고 그렇지 않을 수도 있는 것은 개인의 스트레스 반응에 대한 통제(controllability) 수준에 달려 있다고 보는 것이 스트레스 시스템 모델이다. 스트레스 반응에 있어서 개인적인 차이의 원인은 혐오적인 사건으로 인한 흥분성의 증가가 곧바로 스트레스를 의미하지 않는다는 점에 있다. 동일한 수준과 종류의 스트레스 자극에 대해서 보이는 스트레스 반응의 차이는 스트레스 자극에 대한 개인의 통제가능성을 생각할 수 있다.

스트레스 시스템 모델에서는 기본적으로 이러한 세 가지 차원, 즉 스트레스 자극에 대한 흥분성의 증가, 혐오적 지각 및 통제력의 부족으로 스트레스를 이해하고자 함으로써 지금까지 스트레스에 대한 개념규정이 곤란했던 문제를 보다 적극적으로 대처하고자 한다.

한편 스트레스 시스템 모델이 스트레스를 이해하는 데 있어서 유용한 부분은 스트레스가 어떠한 뇌신경기제와 생리적 변화를 통해 작용하는가에 대한 설명이 기존의 스트레스와 생리학적 설명들을 보충하고 있다는 점이다.

스트레스의 개념을 이해하기 위해 스트레스 시스템 모델에서 제시하고 있는 흥분성, 혐오감, 통제성이라는 세 가지 차원의 심리학적 구성 개념에는 다음과 같은 스트레스의 뇌신경 메커니즘이 작용한 결과라고 할 수 있다. 즉 스트레스 자극에 대한 흥분성은 당질코르티코이드계열의 스트레스 호르몬이, 혐오감에는 편도체가, 그리고 통제력에는 전전두엽피질이 작용한 결과이다. 그런데 이 세 신경생물학적 구조의 역할이 균형을 이룰 때는 외부의 스트레스와 같은 자극에 대하여 적절하게 반응을 하고 항상성을 유지할 수 있으나, 지속적이며 과도한 스트레스는 이러한 세 구조의 균형이 깨짐으로써 우울·불안 등의 심리적 문제와 면역계 질환 등의 신체적 문제를 야기하는 것으로 보고 있다. 각각의 개념에 대한 신경생물학적 요소의 역할을 간단히 설명하면 다음과 같다(김은주·김진석, 2012).

(1) 흥분성: 스트레스 호르몬

흥분성에는 부신피질에서 합성되는 스트레스 호르몬인 당질코르티코이드 계열이 역할을 하고 있다. 사람에서는 코티솔(cortisol), 설치류에서는 코르티코스테론(corticosterone)인 이 스트레스 호르몬은 스트레스를 받으면 HPA축을 통하여 그 합성과 분비가 증대된다. 그리고 스트레스 상황에서 높아진 스트레스 호르몬 수준이 당질코르티코이드 수용체를 매개로 하여 해마 뉴런의 시냅스 기능을 손상시키는 것으로 관찰되었다.

(2) 혐오감: 편도체

혐오감은 뇌 변연계 구조인 편도체가 역할을 한 결과이다. 이 편도체는 스트레스와 관련된 반응을 표출하고 공포의 학습과 기억, 소거 등에 핵심적인 역할을 한다. 그래서 편도체가 손상된 사람은 공포를 인지하지 못하는 반면, 편도체가 과활성된 사람은 객관적으로 불안, 공포를 느낄 필요가 없는 상황에서도 그러한 정서를 느끼게 된다. 스트레스는 편도체를 활성화시키고, 상승된 편도체의 반응은 과도한 공포반응을 보이는 것으로 알려져 있다.

(3) 통제성: 전전두엽피질

통제성에는 피질 구조 중 내측 전전두엽피질(medial prefrontal cortex: mPFC)이 역할을 하고 있다. 전전두엽피질은 해부학적으로 전측대상피질(anterior cingulated cortex: ACC), 변연전영역(prelimbic cortex: PL), 변연하영역(infralimbic cortex: IL)의 상, 중, 하 구조로 이루어져 있다. 이중 전대상피질은 스트레스와 공포반응의 중심인 기저측핵과 상호 연결되어 있으며, 이곳을 손상시키거나 불활성화시키면 공포조건화가 손상되고, 반대로 이곳을 활성화시키면 공포조건화가 촉진된다. PL은 공포반응을 표출하는 데 활성화되는 영역으로서, 이 영역을 손상시키면 공포기억이 손상되며 이곳을 자극하면 공포를 소거시키는 데 지연이 생긴다. 이에 반해 IL은 공포의 소거 과정에 중요한 역할을 하는 것으로 알려져 있다.

전전두엽피질은 편도체와 직접적인 해부학적 연결을 가지고 있다. 따라서 전전두엽피질이 편도체의 활동을 통제함으로써 스트레스 시스템 모델에서 제안하고 있는 통제력의 역할을 전전두엽피질에서 담당하는 것으로 보고 있다.

결론적으로, 스트레스 시스템 모델에서는 스트레스 자극을 받을 때 개인이 그것을 스트레스로 지각하는 개인적 차이는 다음과 같은 차이에서 기인하는 것으로 보고 있다. 먼저 스트레스 사건이 발생할 때, 흥분성 수준이 상승하여야 하며, 스트레스가 혐오스럽게 지각되어야 하고, 이에 대한 통제력이 결핍될 때 그 개인은 스트레스 자극을 스트레스로 지각하게 되는 것으로 설명한다. 이러한 메커니즘은 생리학적으로 다음과 같이 우리 몸을 활성화시키게 된다. 즉 스트레스는 HPA축을 활성화시켜 당질코르티코이드와 같은 스트레스 호르몬을 방출시킨다. 방출된 당질코르티코이드는 해마, 편도체, 그리고 여러 대뇌피질 영역에 분포된 염류코르티코이드(mineralocorticoid) 수용체(MR)와 당질코르티코이드(glucocorticoid) 수용체(GR)에 결합하게 된다. 이러한 회로를 통하여 당질코르티코이드는 해마 뉴런의 활성화에 직접적으로 영향을 미친다. 한편 편도체는 스트레스 자극에 의해 반응이 증가하는데 과활성화된 편도체는 HPA축을 다시 활성화시킨다. 그 결과 당질코르티코이드의 분비가 증폭되며 해마의 기능을 손상시킨다. 스트레스를 통제할 수 없는 상황에서, 편도체의 기저측 핵으로부터 올라오는 입력이 전전두엽피질(mPFC)의 변연전영역(PL)을 지속적으로 자극하고 이러한 PL의 지속적 활동은 IL을 억제시키고 스트레스 통제력을 저하시키게 된다.

4) 스트레스와 노화

Sapolsky(2004)는 스트레스와 노화의 관련성 및 스트레스 호르몬이 노화를 가속시키는 원리를 다양한 과학적 발견들을 통해 설명하고 있다.

과거에는 나이가 들어감에 따라 IQ 검사의 점수가 떨어지는 것을 당연시하였고, 운동기능의 저하와 신체장기의 반응능력 저하를 자연스러운 것으로 받아들였다. 하지만 노인이 되었다고 자연스럽게 모든 기능과 능력이 저하되는 것은 아니다. 실제로 젊은이든 노인이든 충분한 시간을 주고 끝까지 문제를 풀라고 하면 둘 사이에 그리 큰 차이가 나타나지 않는다. 그리고 심장병 환자를 배제한 후, 노인의 심장과 젊은이의 심장 모두 심장의 기능면은 나이에 상관없이 일정하다. 그런데 경쟁이나 운동, 외부환경의 변화 등과 같은 스트레스가 부과될 때 노인들의 스트레스 반응은 젊은이의 그것과 비교할 때 현격한 차이를 나타내는 것으로 밝혀졌다. 즉 스트레스가 있을 때, 스트레스로 인해 노인의 신체기능과 정신기능은 더 약화되는 것으로 볼 수 있으며 스트레스는 노인들의 신체기능과 정신기능을 취약하게 만드는 요인으로 인식되고 있다.

노인에 대한 이미지 가운데 노인은 약하고, 취약하다는 느낌이 존재한다. 그래서 노화와 스트레스의 관계에 대한 설명 가운데는 노화를 스트레스에 대처하는 능력을 점차적으로 잃어가는 상태로 정의하기도 한다. 그렇다면 어떤 식으로 그 능력이 떨어지는가? 지금까지의 연구결과를 종합해 보면 스트레스와 노화는 스트레스 반응의 속도, 스트레스 호르몬 및 되먹이기 조절 과정 등과 연관되어 있음을 알 수 있다.

(1) 스트레스 반응의 속도

노인들은 외부자극에 반응하는 속도가 대체적으로 늦다. 즉 노화는 신체기능의 저하, 특히 운동기능의 저하와 밀접한 연관을 가지고 있다. 이러한 현상은 스트레스 자극에 대한 반응에서도 마찬가지이다. 노화는 필요한 만큼 빠른 속도로 충분한 스트레스 반응을 일으키지 못하는 결과를 나타낸다. 이는 노인들이 스트레스를 어떻게 처리하는지와 관련되어 있는 부분이다. 예를 들어, 우리 몸의 세포들은 스트레스의 도전에 대한 다양한 방어 메커니즘을 가지고 있다. 즉 세포가 일정 정도 이상 열을 받게 되면 위기에 처한 세포의 기능을 안정화시키기 위해 '열쇼크 단백질'이 합성되기 시작한다. 그리고 다양한 원인에 의해 DNA가 손상되는 것으로 인식되면 DNA 복구 효소들이 활성화되기 시작한다. 또한 활성산소가 생산되면 그에 반응하여 항산화효소들이 만들어진다. 하지만 이러한 세포수준에서 일어나는 스트레스 반응은 노화가 진행될수록 느려지고, 비활성화되는 모습을 보인다.

세포 수준에서 나아가 신체 장기 수준에서도 노화는 스트레스 반응에 취약해짐을 알 수 있다. 예를 들어, 우리 몸의 정상체온은 나이와 관계없이 일정하게 36.5℃ 정도에서 유지되게 마련이다. 하지만 노화된 신체는 외부 환경의 영향으로 덥거나 추워진 체온을 정상체온으로 회복시키는 데 더 많은 시간이 걸리는데 이는 체온 조절 스트레스 반응이 손상되어 있기 때문이다. 또한 심장기능면에 있어서 나이는 그 차이가 나타나지 않지만 운동량이라는 스트레스를 부과하면 노인의 심장은 최대 심박수와 심혈관계의 반응이 젊은이의 심장과 비교했을 때 현저한 차이를 나타낸다.

노인들의 스트레스 반응 취약성은 세포 및 장기 수준뿐만 아니라 지각과 인지능력에서도 확인되고 있다. 앞서 언급한 IQ 검사 점수에서처럼 IQ 검사 점수는 나이에 따라 큰 차이가 없었다. 하지만 피험자들끼리 경쟁을 유발시킨다든지 하는 스트레스 조건을 가하게 되면 노인들은 젊은이에 비해 그 영향을 훨씬 더 많이 받는 것으로 나타났다.

그렇다면 노인들은 왜 이런 현상을 보이는 것일까? 원래 우리 신체의 스트레스 반응 호르몬들은 적절한 양이 분비되고 있다. 하지만 스트레스를 받는 응급 상황이 생기면, 우리 신체는 크고 빠른 스트레스 반응이 필요하기 때문에 그에 맞는 적절한 반응을 보이게 된다. 그리고 스트레스가 끝나면 모든 것이 즉각적으로 정지되어야 한다. 하지만 여러 연구결과에 의하면 스트레스 반응 호르몬의 이러한 작용들이 노인들에게 결핍되어 있는 것을 발견하게 된다.

실제로 노인들은 스트레스를 경험한 이후에 에피네프린, 노르에피네프린, 또는 당질 코르티코이드 분비를 중지하는 기능이 저하된 것을 볼 수 있다. 이로 인해 이 물질들의 수준이 기준선까지 돌아오는데 더 많은 시간이 걸려 스트레스 반응 신호가 계속 켜져 있거나, 스트레스가 끝난 후 신호를 끄는 데 너무 오랜 시간이 걸리는 문제를 보인다. 심지어 스트레스가 사라진 이후에도 노인들에서는 에피네프린, 노르에피네프린 및 당질 코르티코이드 수준이 상승되어 있는 것으로 나타났다.

(2) 스트레스 호르몬과 노화

스트레스는 노화를 촉진시키는가의 문제이다. 학자들은 신체의 어떤 기능이 노화나 사망과 연관성이 깊은지를 밝히고자 하였는데, 한 가지 확실한 사실은 당질 코르티코이드의 분비와 관련이 있다는 점이다. 스트레스와 노화의 관계에서 당질 코르티코이드의 역할은 연어를 통해서도 확인할 수 있다. 산란 직후의 연어를 잡아 혈중 당질 코르티코이드 수준을 조사해 보면 그 수치가 엄청나게 높게 나타남을 알 수 있다. 이들 연어의 아가미 주변에서 부풀어 오른 부신을 발견할 수 있고, 각종 면역계는 파괴되어 있으며, 감염성 질환에 걸려 있음을 발견하였다. 학자들은 이러한 현상에 대해서 연어가 산란 후 당질 코르티코이드 분비 조절 기능이 상실되었기 때문으로 설명하고 있다. 즉 이 기능의 붕괴로 인해 연어의 뇌는 순환 중인 호르몬의 양을 정확히 조절할 수 없게 되고, 부신에 대해 호르몬을 계속 분비하도록 신호를 보낸다. 그로 인한 과도한 당질 코르티코이드는 연어의 면역계를 파괴하여 질병을 초래하는 것으로 보고 있다. 그렇지만 산란 직후의 연어에서 부신을 제거한 경우, 1년 정도 더 생존하는 것을 발견함으로써 당질 코르티코이드 과잉이 질병의 위험도를 증가시키고 '계획된 죽음'의 원인이 됨을 입증하였다. 이러한 일은 연어뿐만 아니라 포유류에서도 발견되는데 호주의 주머니고양이류 10여 종에서도 계절적인 교미 직후 곧 죽는 현상을 발견하였다. 하지만 연어에서처럼 이들의 부신을 제거한 결과 비교집단 고양이와 달리 더 오래 생존한다는 사실을 알게 되었다.

지금까지의 연구결과에 의하면 과도한 스트레스는 노화와 관련된 질병의 위험도를 증가시키는 것으로 나타났다. 그리고 가장 직접적인 관련 사실은 스트레스로 인한 과도한 당질 코르티코이드의 분비가 노령기 사망의 원인이라는 점이다.

(3) 되먹이기 조절 과정의 문제

그렇다면 연어와 일부 포유류에서 발견되고 있는 노화에 따른 질병 및 '계획된 죽음'의 메커니즘이 인간을 포함한 대부분의 포유동물에게도 적용 가능한 설명인가의 문제가 제기된다. 왜냐하면 인간을 포함한 대부분의 포유동물은 시간을 들여가며 천천히 나이를 먹어가지 며칠 이내에 급작스럽게 죽는 일은 잘 발생하지 않기 때문이다. 그래서 스트레스와 노화의 관계에서 학자들이 제기하고 있는 또 다른 설명은 '되먹이기 조절' 기능의 문제와 관련되어 있다.

스트레스에 의해 야기되는 여러 생리적 반응은 스트레스를 유발한 위험으로부터 신체와 뇌를 보호하기 위한 것이다. 그러나 만성적이고 과도한 스트레스는 당뇨, 고혈압, 면역체계의 문제 등을 증가시켜 건강에 매우 해로울 수 있다. 스탠포드대학의 Sapolsky와 동료들이 케냐에서 행한 개코원숭이를 대상으로 한 연구는 만성스트레스의 심각한 영향을 구체적으로 보여 주고 있다. 야생의 개코원숭이는 복잡한 사회적 위계질서를 유지하면서 생활하는데, 위계질서상에서 하위의 수컷은 가능하면 대장 수컷에게 접근하지 않는 특성이 있다. 개코원숭이의 개체 수가 왕성히 늘어난 어느 해에 지역 주민들은 농작물의 피해를 막기 위해 많은 원숭이를 사로잡았다. 그런데 대장 수컷과 한우리에 수용된 하위 수컷들이 죽어가는 것이 관찰되었고, 그 원인은 영양 부족이나 상처가 아니라 대장 수컷으로부터 벗어나지 못하여 지속되는 심각한 스트레스였다. 특히 수컷 원숭이들은 위궤양, 대장염, 거대부신 그리고 해마의 뉴런이 심하게 퇴화된 현상을 보였다. 그리고 계속된 연구에서 해마를 손상시킨 직접적인 원인이 코티솔이라는 사실을 발견하였다. 코티솔과 스트레스의 이러한 관계는 노화가 뇌에 미치는 영향과 유사한데, 실제로 학자들은 만성적 스트레스가 뇌의 조기 노화의 원인이 된다는 결과를 보여 주기도 하였다(강봉균 외, 2009). 한편 인간에게 있어서도 스트레스를 많이 받으면 대사증후군의 위험도도 증가하고 사망의 위험도 역시 증가하는 것으로 알려져 있다. 그리고 이 모든 질병들은 나이가 들수록 흔해진다는데 우리의 고민이 있다.

그렇다면 왜 이런 현상이 발생하는 것일까? 학자들이 쥐와 원숭이 실험을 통해서 알아낸 메커니즘은 노화의 과정에서 당질 코르티코이드 되먹이기 조절에 문제가 있다는 사실이다. 여기서 '되먹이기 조절'이란 수세식 화장실의 물탱크 조절장치와 같이 물을 다시 채우는 과정에서 물탱크 속에 떠 있는 수위 감지장치가 탱크 속으로 흘러 들어오는 물의 양을 감지하여 서서히 물의 양을 감소시킴으로써 물이 넘치지 않도록 조절하는 것을 말한다.

뇌는 혈액에서 호르몬의 수준을 측정함으로써 그 수치가 적정하게 유지되는지를 감지한다. 그래서 만약 그 수준이 적정값보다 낮으면 계속 분비되도록 하는 반면, 적정값에 도달하면 더 이상 분비되지 않도록 신호를 보냄으로써 적정한 수준의 호르몬 수치가 유지되도록 한다. 그런데 '되먹이기 조절'을 위한 기준이 되는 적정한 값의 수준은 변할 수가 있다. 즉 상황에 따라 호르몬 분비 또는 정지의 기준이 달라진다. 예를 들어, 스트레스가 없을 때 우리 뇌가 원하는 혈중 당질 코르티코이드 수준은 스트레스 상황에서의 수준과는 차이가 있다.

우리 몸의 대부분의 호르몬은 이러한 되먹이기 조절 과정을 통해 그 분비가 조절되는데, 정상적인 분비 조절을 담당하는 몇몇 기능이 노화와 더불어 손상되게 되면 호르몬 조절이 더 이상 정상적으로 작동되지 않게 되는 것이다. 그리고 이러한 '되먹이기 조절' 문제가 노화에 따라 동반되거나 더 심각해진다. 하지만 다행스러운 사실은 모든 인간에게 있어서 노화와 더불어 반드시 이러한 문제가 발생하는 것은 아니라는 점이다. 동물실험을 통해 밝혀낸 이러한 메커니즘이 스트레스가 노화 과정 중에 미치는 부정적 영향을 설명하는 가설 중 하나임을 확인하는 일례로서 기능한다고 받아들이면 될 것이다.

더불어 스트레스와 건강에 관한 연구결과들에 있어서 여전히 해석하기가 어려운 내용들이 많이 있다. 예를 들어, 뇌에서 일어나는 화학적 변화 중 어떤 것이 스트레스의 증상이며, 어떤 것이 스트레스에 따른 메커니즘인지를 구분하기가 어려운 연구결과들이 있을 수 있다. 그리고 스트레스가 건강에 미치는 영향에 대한 연구에 있어서는 스트레스의 직접적인 효과와 간접적인 효과를 구분하기 힘든 연구결과들도 많다. 즉 노인들 가운데 사회적 지지의 수준이 높은 사람이 낮은 사람에 비해 질병이 걸렸더라도 더 잘 회복된다는 사실을 발견했다손 치더라도 이 차이점이 자율신경계와 면역계의 효과에서 기인하는 것인지, 아니면 사회적 지지의 수준이 높은 사람의 경우 주위의 도움으로 약도 잘 복용하고, 운동도 하고, 적절한 영양공급도 이루어진 결과 때문인지 구분하기 힘든 어려움이 있다. 따라서 이 부분에 대한 보다 더 세밀한 규명이 요구되는 과제가 아직도 남아있다고 할 수 있다.

6. 스트레스의 영향에 대한 후성유전학적 접근

1) 인간 후성유전체와 후성설

인간게놈프로젝트의 가장 흥미 있는 발견은 지금까지 우리가 알지 못했던 사실, 즉 어떻게 그리고 왜 특수한 유전자가 발현되는지가 밝혀졌다는 점이다. 우리 몸을 구성하고 있는 60조 개의 세포들이 정상 기능을 수행하기 위해서는 각 세포들이 정확한 시간에 맞추어 가지고 있는 유전자 발현(gene expression)이 일어나야 한다. 유전자 발현은 DNA를 구성하는 유전정보, 즉 유전자에 의해 생물을 구성하는 다양한 단백질이 형성되는 과정이다. 생물 개체에는 각각의 세포마다 유전체 전체가 들어 있다. 따라서 생물의 발생과 신진대사 과정에서 유전자의 발현은 필요한 부분에서 필요한 만큼만 일어나도록 조절되어야 한다. 생물의 발생은 지속적인 유전자 조절의 과정이다. 하나의 수정란에서 시작되어 세포분열과 증식, 그리고 특수한 기능을 가진 기관의 형성에 이르기까지 매 단계마다 유전자 발현은 지속적인 조절 과정을 거친다. 각 세포 유형에서 특이적인 유전자 발현은 세포가 분화하면서 확립되는데 이것은 조직 특이적인 전이작용, DNA 메틸화, 히스톤 변형 등이 복합적으로 작용하여 일어난다. 이렇게 하여 발생을 마친 개체의 각 세포는 최종적으로 분화된 역할을 평생 계속한다(강길전, 2010; 유민, 2011).

유전자 결정론에 의하면 유전자는 인간이 수정하는 순간부터 죽는 순간까지 한 인간에게 일어날 수 있는 모든 일들이 이미 프로그램화되어 있기 때문에 유전자가 모든 생명현상, 즉 세포분열, 성장, 행동, 질병 등을 지배한다고 설명한다. 이러한 유전자 결정론은 인간게놈 프로젝트를 통해 유전자의 염기서열을 해석하고 그 각각의 기능을 알아내기만 하면 질병을 사전에 예방하거나 완치시킬 수 있으며, 알코올중독과 같은 행동양식을 조절할 수 있을 것이고, 심지어 인간의 본성까지도 손댈 수 있는 길이 열릴 것으로 기대하였다. 그래서 인간의 유전자 지도를 완전히 파악하기만 하면 암과 같은 질병에 걸리기 이전에 유전자를 통해 병을 예측하기도 하고 유전자를 치료에 이용하면 모든 질병을 고칠 수 있을 것으로 생각하였다. 또한 강간, 도박 등과 같은 범죄성향의 사람을 미리 관리할 수 있고, 우울증 환자의 유전자를 조절해서 시간이 오래 걸리는 심리치료나 부작용이 따르는 약물치료 대신에 환자로 하여금 우울증에서 벗어나게 만들 수 있을 것으로 기대하였다. 하지만 12년에 걸친 인간게놈 프로젝트의 연구 결과는 유전자 결정론자들에게 너무나 큰 실망을 안겨 주고 말았다. 왜냐하면 인간 유전자가 초파리나 생쥐의 유전자보다 그리 많지 않은 25,000개 정도로 나타났으며, 인간과 생쥐의 유전자는 99% 일치한 반면 300개만이 서로 차이가 있는 것으로 드러났다. 이러한 결과는 초파리나 생쥐와는 너무나 다르고 복잡한 인간의 생명현상을 설명하기에는 너무나 부족한 정보였다.

또한 왜 일란성 쌍둥이들이 나이가 듦에 따라 유사성이 떨어질까(Gilbert, 2009)? 현재 유방암을 일으키는 유전적 돌연변이로 잘 알려져 있는 BRCA1 및 BRCA2를 가지고 있는 여성들 가운데 일부는 왜 유방암에 걸리지 않는 것일까(Antoniou et al., 2003)? 유전적 연결이 분명함에도 불구하고, 왜 일란성 쌍둥이의 일부에서만이 정신분열과 양극성 장애에 걸리는 것일까(Rosa et al., 2008)?

테네시대학의 Terri Combs-Orme 교수는 위의 질문들에 대한 답을 후성설이 제공하고 있다고 밝히고 있다. 후성설은 어떻게 유전자가 발현되는지를 결정하는 세포분화 시에 어떤 유전자들은 "켜지고(on)" 어떤 것은 "가만히 있는지(off)"를 보여 주는 새로운 세포로의 정보전달에 대한 설명이다. 후성설에서 경험과 환경은 어떤 유전자들이 표현되고 어떤 것은 침묵을 지키는지에 대한 중요한 결정요인들이며, 환경이 변함에 따라 후성유전체인 시스템이 유전자 표현을 조절하게 된다는 것이다(Combs-Orme, 2013).

후성설은 생화학적인 과정을 통해 다른 유전자, 환경적 노출, 경험 및 그 밖의 요인들이 기여하는 것에서 발견된다. 세포분화 과정을 통해 발생하는 까닭에 아마도 세포들이 여러 차례 분열함으로써 "마모"[19]되기도 하는 노령기뿐만 아니라 임신기간, 유아기 및 사춘기 등과 같은 급격한 성장기가 후성설에서는 더 중요하다(Gilbert, 2009). 후성설은 유전자 발현을 변화시키지만 DNA(유전 명령을 포함하는 이중나선 핵산)[20] 자체에는 변화가 없는 유기체의 구조변화(즉, 표현형)를 일으키는 원인이 된다. 이 점은 강조될 만하다: 유기체의 후성유전적 변화들은 돌연변이를 통해 발생하는 것과 같이 유전자 자체의 변화에서 기인하는 것은 아니다. 이러한 특성에 대해서 Khan(2010)

19) 마모이론(wear and tear theory)에서는 우리 몸이 기계처럼 오래 사용하게 되면 닳거나 고장이 나서 그 기능이 저하되는 것으로 보고 있다. 특별히 한 번 마모되거나 파괴된 조직들, 예를 들어 평활근, 심근, 신경세포, 뇌세포 등은 재생이 불가능하며 유기체의 노화를 이끌게 되고 결과적으로 죽는 세포가 늘어나게 되는 것으로 이해하고 있다. 또한 유기체의 내외적 스트레스는 마모현상을 가중시키고 중요한 세포성분이 복구되지 못하게 하는 등 노화 속도를 높이는 원인이 될 수 있다고 본다.

20) DNA의 기본단위체를 뉴클레오티드(nucleotide)라고 부른다. 뉴클레오티드는 당, 염기, 인산이 서로 결합되어 형성된 구조이다. 사람의 몸은 60조 개의 세포로 이루어져 있으며, 각 세포 속에는 핵이 있는데 핵 속에 23쌍의 염색체가 들어 있다. 이 염색체를 다시 풀어 헤치면 염색체는 2가닥의 나선형 DNA로 이루어진 유전자가 있다. 이 DNA에는 유전정보뿐만 아니라 지금 당장 살아가면서 필요로 하는 명령까지도 모두 들어 있기 때문에 생명의 근본물질이라고 할 수 있다. 유전정보는 염기의 서열에 들어 있고, 염기의 서열은 무제한으로 변화할 수 있기 때문에 사실상 DNA의 정보 저장능력은 무한하다 할 수 있다. 인간은 이 유전자를 약 25,000개 정도 가지고 있다. 그리고 유전자는 아데닌(A), 티민(T), 구안닌(G), 시토신(C)이라고 하는 4종류의 염기들로 구성되어 있는데 시토신(C)은 구아닌(G)과, 티민(T)은 아데닌(A)과 결합하고 있다.

은 "후성유전학이 경험을 생물학 자체의 일부가 되도록 만듦으로써 '자연상태'와 '인위적인 것' 사이의 구분을 모호하게 만들었다"고 주장하였다.

유전자는 세포 내 어느 단백질이 만들어져야 하는지를 결정함으로써 발달을 지시한다; 비록 모든 세포가 같은 DNA를 가지고 있음에도 불구하고 어떤 것은 눈의 일부가 되도록 지시하는 단백질을 만드는 반면 또 다른 것들은 간이나 피부세포가 되도록 지시를 받는다 (Nafee, Farrell, Carroll, Fryer, & Ismail, 2007).[21] 방향은 주로 메틸화[22]

---

21) 우리 인체는 하나의 수정란 세포로부터 출발하여 다양한 조직 및 장기로 분화하게 된다. 따라서 각각의 조직 및 장기를 구성하는 모든 세포들의 유전체 염기조성은 당연히 동일하다. 그렇다면 어떻게 한 세포의 유전체 정보가 다양한 기능을 갖는 다양한 세포로 분화할 수 있을까? 그 이유는 각 조직을 구성하고 있는 세포별로 특정한 유전자의 세트만이 발현되도록 조절되기 때문이다. 후성유전학에서는 인간 유전체 염기서열에 존재하는 25,000종 이상의 유전자들은 후성유전학적인 조절에 의해 각 조직세포에 따라 몇 천에서 1만 여종의 서로 다른 유전자 세트가 특이적으로 발현되고 있다고 본다.

22) 유기화학에서 메틸화란 CH^3 그룹이 첨가되는 알킬화과정을 말한다. 인간 DNA는 기본적으로 아데닌(A), 구아닌(G), 시토신(C), 티민(T) 등 4개의 염기로 구성되어 있는데, DNA 메틸화는 DNA 염기서열 중 G(구아닌) 바로 앞 C(시토신)에서 DNMT(DNA methyltransferase)라는 메틸전달효소에 의해 메틸 공여자인 S-아데노실 메티오닌으로부터 시토신의 5번 탄소위치로 메틸기가 전달되는 반응을 말한다. 특히 후성유전학에서 가장 많은 연구가 이루어진 DNA 메틸화는 DNA 염기에 메틸기가 붙는 과정으로 구아닌 바로 앞의 시토신에 메틸화가 일어나 메틸시토신이 되어 유전자의 발현을 조절한다. 게놈의 염기서열에 C와 G의 염기들이 연속해서 존재하는 것을 CpG라고 하며, 인간게놈 유전자 중 약 절반에서 이 CpG 영역이 발견되는데 CpG가 밀집되어 있는 부위를 CpG island라고 한다. 여기서 p는 두 염기 사이의 결합을 의미하는 phosphodiester bond(인산이중에스테르 결합)를 뜻한다. 어떤 특정한 염기서열 내에서 특정 뉴클레오티드를 볼 확률은 네 개의 염기 A, T, C, G의 16가지 가능한 조합 가운데 하나인 1/16, 즉 6%이다. 그러나 인간의 유전체에서 측정된 CpG의 빈도는 매우 낮은데 유전체의 약 1~2%를 차지하는 특정지역에서는 CpG의 빈도가 기대되는 수치 정도 또는 그 이상으로 관찰

와 크로마틴 리모델링[23]이라고 하는 두 가지 생화학적 과정을 통해 전송된다.

메틸화에서 메틸 분자 하나 또는 분자 그룹은 DNA에 붙게 된다. 세포 내 더 낮은 수준의 메틸화는 더 큰 세포 활동을 가져온다. 그래서 이와 같이 부착된 메틸 그룹은 세포 활동을 감소시키거나 멈추게 만든다. 예를 들어, 세포가 종양을 증식시키거나 만들 때 방해하는 종양억제세포는 메틸의 부재 시에 굉장히 활발하게 움직이지만 메틸 그룹이 붙게 되면 종양억제활동을 감소시키고 암이 되기도 한다 (Gilbert, 2009).

크로마틴 리모델링과 관련해서는 DNA 이중나선을 둘러싸고 있는

되는 곳이 있는데 이를 CpG island라고 한다.

이 배열에서 시토신이 메틸화되는 경향이 많아 인간게놈의 경우 전체 시토신 중 3~5%는 메틸화되어 있다. 그리고 이 CpG island는 유전자의 전사과정을 조절하는 프로모터 부근에 위치하는데 대부분 존재하는 CpG island는 메틸화되지 않았으며 CpG island가 cluster를 형성할 경우에는 저메틸화 현상을 보이게 된다. 따라서 CpG island의 메틸화는 중요한 의미를 가지게 된다. 만일 특정 유전자의 발현을 개시하게 되는 프로모터 부위의 CpG island가 메틸화되어 있다면 그 특정 유전자의 발현이 억제될 수 있다. 메틸에 의해 변형된 DNA는 감수분열 과정 중에도 계속 유지되고, DNA 메틸화 경향은 다음 세대로 유전될 수도 있다. 따라서 DNA 염기서열의 변화 없이도 부모의 DNA 메틸화가 자식들에게 유전되어 자식들의 유전자 발현 경향에 영향을 미치는 것으로 알려져 있다. 이러한 메커니즘의 예로 식이습관이 유전저의 DNA 메틸화에 영향을 미치고, DNA 메틸화가 유전자의 발현을 바꾸면 유전된 독특한 DNA 메틸화 경향은 자식세대에서 유전자의 발현에 변화를 주고 특정 표현형의 출현이나 질병의 발병원인이 되기도 한다.

23) 크로마틴(chromatin; 염색질)은 세포의 핵 속에 있는 물질로서 염기성 색소에 잘 물들며, 염색사나 염색체를 만든다. DNA와 히스톤이 결합한 핵단백질로 이루어졌으며, 세포분열에서 염색체가 된다. 염색질의 형태는 DNA 메틸화와 히스톤 변형 등의 여러 작용에 의해 변화하게 되는 역동적 성질을 지니고 있다.

물질인 크로마틴의 변형이 염색질을 압축시켜 일부 유전자의 활동을 억제시키게 된다. 크로마틴이 풀리게 되면 모양이 변하게 되고 억제되었던 일부 유전자의 발현이 일어날 수 있도록 만든다. 그 반대의 과정(탈아세틸화 반응)[24]은 어떤 유전자의 "끄는" 이유가 되기도 한다.

2) 유전자 발현에 대한 스트레스의 영향[25]

위협에 대한 인간의 반응은 시상하부-뇌하수체-부신(HPA) 시스템에서 벌어지는 상호작용의 복잡한 체계를 통해 일어난다. 뇌의 시상하부가 위협을 인지하면, 교감 시스템이 그 정보를 당질 코르티코이드와 아드레날린을 분비하는 뇌하수체에 전달한다. 이러한 호르몬들은 영향의 연쇄반응을 가져온다: 근육에 피를 공급하기 위해 심장박동이 빨라지고 혈압이 상승되며, 산소를 전달하기 위해 호흡이 빨라지고, 소화나 생식과 같이 목전의 생존을 위해 당장 필요하지 않는 일들은 중단한다. HPA 시스템은 위험한 환경에서 생존을 높이는 하나의 적응 방법이다.

스트레스 반응 시스템의 가장 중요한 측면 가운데 하나는 되먹임 고리이다; 위협이 사그라지면 부교감신경 시스템은 신체를 항상성으

24) 히스톤 단백질의 아세틸화 반응과 탈메틸화 반응, DNA의 탈메틸화 반응은 전사(transcription)를 촉진한다. 반대로 히스톤 단백질의 탈아세틸화 반응, 메틸화 반응, DNA의 메틸화 반응은 전사를 억제시킨다. 이 가운데 탄소원소 1개, 수소원소 3개가 붙어있는 형태의 분자구조를 가지고 있는 아세틸기를 떼어내는 반응을 탈아세틸화라고 한다.

25) Combs-Orme(2013)의 연구를 요약 정리하였다.

로 돌리며, 그 영향은 뒤바뀐다. 하지만 오늘날 야생동물에게서 느꼈던 위험은 종종 지속적이고 무자비한 심리적 스트레스로 대치되었으며 되먹임 고리는 망가지게 되었다. 스트레스의 생리적인 영향은 오랜 기간 동안 지속되며, 고혈압, 빠른 심장박동 및 손상을 입히고 질병을 가져오는 것과 같은 그 밖의 생리적 적응을 가져온다. 사회복지사들은 군인, 경찰관, 소방관, 아동학대의 성인 피해자 등과 같은 외상 후 스트레스 장애로 고통받는 사람을 대상으로 일을 하면서 이러한 과정을 접하게 된다.

인간을 포함한 동물의 스트레스 반응 시스템은 엄마 자신의 HPA 축과의 상호작용을 통해 태내에서 임신기간 동안 발달하기 시작한다. 엄마의 만성적 스트레스로 인한 엄청난 화학물질들이 스트레스 호르몬의 기초선 수준을 더 높이고 높은 수준의 반응성을 보이는 등 아기 자신의 스트레스 반응 시스템을 상향조절하는 결과를 낳는 것으로 여겨진다(Lupien, McEwen, Gunnar, & Heim, 2009). 하지만 유아의 스트레스 시스템은 처음 1년 동안 계속해서 발달하며, 차분하고 양육적인 환경은 임신기간 동안 경험하는 높은 스트레스의 영향을 일부 또는 전체적으로 감소시키기도 한다. 한편, 빈곤이나 가정폭력 등과 같이 출산 후에도 엄마의 스트레스가 계속되는 경우, 예컨대 교정이 일어나지 않는다면 유아는 스트레스에 더 반응적이 될 것이다. 유아기에 경험하는 높은 수준의 스트레스는 건강에 더 나쁜 영향을 미치며 유아의 뇌에 손상을 입히기도 하는데, 특별히 학습에 있어서 중요한 역할을 담당하는 해마와 같은 부위에 손상을 입히게 된다(Lupien et al., 2009).

물론 유아에게 있어서 가장 중요한 환경적 요인은 육아이며, 동물실험에서 양육적인 육아는 (특별히 스트레스 시기에) 양호한 양육에 의해 만들어지는 진정이 유아의 스트레스 반응을 낮추며 유아가 스트레스 반응에 대한 자기조절을 배우는 것을 돕는 스트레스 반응 시스템의 발달에 상당한 영향을 미친다는 점을 보여준다.

이 점에 있어서 동물실험은 명백하다. 인간과 같이 쥐들은 새끼들을 자주 핥아주고 털을 깨끗이 해주는 "좋은" 어미에서부터 그런 일들을 거의 하지 않는 "손을 놓은" 어미에 이르기까지 폭넓은 양육행동을 보인다(Meaney, 2001). 새끼 쥐들의 스트레스 반응 시스템(HPA에 의해 매개되는) 발달에서 돌봄(양육)의 영향으로 인해 "좋은" 어미의 새끼들은 그렇지 않은 새끼들보다 온순하고 스트레스에 덜 반응적이다. 즉 어미 쥐의 양육은 새끼의 뇌 안에 있는 스트레스 조절 유전자의 발현을 변화시킨다. 또한 이들 새끼들은 이후에 어미의 양육 스타일을 설명한다. 조사연구자들은 새끼들을 "교차양육"하면서 어미가 핥아 주는 것에서 이러한 행동이 기인한 것이지 새끼 쥐들의 유전자로 인한 것이 아니라고 설명한다. 이러한 사례를 통해 볼 때, 유전적 유산보다는 유모로부터 받는 양육형태가 새끼 쥐들의 스트레스와 이후의 양육행동에 영향을 미치는 것으로 볼 수 있다(Meaney, 2001).

이와 비슷하게 McCrory, De Brito 및 Viding(2010)은 양육에 있어서의 편차로 인한 후성유전적 변화는 학대로 인해 발생한 뇌기능상의 변화와 유사한 메커니즘일 수 있음을 제시하였다(Roth, Lubin, Funk, & Sweatt, 2009). McCrory 등(2010)은 조사연구를 통해 학대로 인한 메틸화에 영향을 받는다고 설명되는 유전자들은 학대의 경험으로 인해 구조적, 기능적으로 변화되는 것으로 알려져 있으며, 보다 고차원적인 뇌기능에 매우 중요한 영역인 전두엽 대뇌피질에 있는 유전자라고 밝히고 있다.

McGowan 등(2009)이 수행한 조사연구는 유년기 스트레스(아동학대의 형태로)가 사람의 스트레스 반응에 손상을 미치는 후성유전적 변화를 가져온다는 증거를 제시하였다. 그들은 퀘백 자살자 뇌 은행에서 아동학대를 당한 적이 있는 12명, 학대 경험은 없지만 정신과적 진단에 있어서는 동일한 12명 및 통제집단 12명(성, 연령 및 사후경과 시간은 일치하는)의 시상하부 조직을 검사하였다. 쥐 실험과 마찬가지로 그들은 다른 두 집단과 달리 학대 경험이 있는 자살자 집단에서만 메틸화 차이를 발견하였다. 이러한 메틸화 변화는 위협이 지나간 후 신체가 체내의 안정을 유지하려는 경향인 항상성으로 돌이키는 되먹임 고리를 방해함으로써 HPA 활동에 영향을 미친다. McGowan 등(2009)은 스트레스에 대한 반응의 생리기능에 있어서 부모의 보살핌이 차지하는 일반적 영향을 제시하면서 그들의 조사연구가 “쥐에서 사람으로 선행연구결과를 옮겼음”을 밝히고 있다. 이처럼 후성설은 스트레스가 생리작용에 영향을 미치는 메커니즘에 대한 이해를 통해 왜 스트레스가 심리적 · 신체적으로 부정적 영향을 미치는지에 대한 이해의 기초를 제공하고 있다(Combs-Orme, 2013).

추가적으로 다양한 쥐 실험을 통해 스트레스가 후성유전자에 미치는 영향에 대한 관찰이 이루어졌다. 먼저, 스트레스를 지속적으로 받는 실험집단의 쥐와 스트레스 없이 키운 통제집단의 쥐 사이의 뇌조직을 비교 연구한 실험조사를 통해 스트레스를 받는 쥐에서는 뇌신경의 DNA에 메틸기가 붙는 패턴이 전혀 달라진다는 사실이 밝혀졌다.[26] 본래 쥐들은 군생을 하는 습성이 있기 때문에 격리된 생활은 쥐들에게 스트레스로 작용한다. 이러한 특성에 기초하여 새끼 쥐 가운데 격리되어서 혼자 있게 만든 실험집단과 무리를 지어 살게 한 통제집단을 비교한 결과, 실험집단의 쥐들에게서 DNA 메틸화가 다르게 나타났으며 혈액의 코티솔 농도가 더 높게 나타났고, 암 발생이 더 많았으며 종양도 더 크게 나타났다(강길전, 2010).

또 다른 쥐 실험인 독일 막스 플랑크 정신의학연구소의 실험결과를 통해서는 새끼 때 받은 스트레스가 어른 쥐가 되었을 때 높은 수준의 스트레스 호르몬 분비가 이루어지도록 프로그램화되는 것을 발견하기도 하였다. 즉 갓 태어난 새끼 쥐들에게 하루 3시간씩 열흘 동안 어미로부터 떼어 놓는 방법으로 스트레스를 주면 바소프레신[27]

26) 인체는 약 60조 개의 세포로 이루어져 있다. 그 세포 속에는 핵이 있으며, 핵 속에는 23쌍의 염색체가 들어 있다. 이 염색체를 다시 풀어 헤치면 염색체는 2가닥의 나선형 구조인 DNA로 되어 있는데 이것이 바로 유전자이다. 이러한 DNA 이중나선에 메틸기(CH^3)가 붙기도 하고 혹은 제거되기도 하는 현상을 DNA 메틸화라고 부르는데, 메틸기가 붙으면 유전자 발현이 억제되고 메틸기가 제거되면 유전자가 발현된다. 인간을 구성하고 있는 60조 개의 세포가 정상 기능을 영위하기 위해 세포들은 정확한 시간에 맞추어 가지고 있는 유전자 발현이 일어나야 한다(강길전, 2010).

27) 이 호르몬은 뇌하수체의 후엽에서 분비되며, 신장에서 수분의 재흡수를 촉진시키고 혈압을 상승시키는 작용을 한다. 스트레스는 이 바소프레신의 수치를 증가시키는 것으로 알려져 있으며, 여러 가지 행동장애성 프로세스에 기능적으로 중요하게 작용하는 것으로 여겨진다.

분비 유전자의 DNA에 영향을 미쳐 이후 스트레스 상황에 잘 대처하지 못하며 기억력도 좋지 않게 나타났다. 연구진은 이러한 일이 생기는 이유로써 새끼 쥐가 스트레스를 받으면 후성유전학적으로 바소프레신을 분비하는 유전자의 DNA를 바꿔 놓기 때문이라고 보았는데 실제로 어른 쥐에게 바소프레신의 효과를 차단하는 약물을 투입했을 때 행동이 정상화되는 사실을 통해 바소프레신 효과로 인한 것임을 검증하기도 하였다.

Egger, Liang과 Aparicio(2004)의 연구도 스트레스가 후성유전인자에 미치는 영향에 대해서 보여 주는 한 가지 실례인데, 실험용 쥐를 공격적인 쥐와 함께 살도록 하는 스트레스를 가하면 실험용 쥐들은 해마부위의 신경세포에서 히스톤 메틸화가 증가하여 유전자 발현이 억제되었다. 이로 인해 실험용 쥐들은 스트레스에 대처하는 능력이 매우 약화되었는데 이 쥐들에게 히스톤 아세틸화의 증가를 위해 항우울제인 이미프라민을 장기투여한 결과 스트레스에 대처하는 능력이 증가하는 것을 확인하였다. 특히 학대나 방임 등과 같은 유년시절의 스트레스 경험은 성인기에 심리적 영향을 미치는 것으로 알려져 있다. 최근의 연구결과들은 이러한 영향이 자녀는 물론 손자녀에게까지 미칠 수 있음을 밝히고 있다. 예를 들어 터프츠대학교 의과대학의 생화학자들은 청소년기에 해당하는 실험용 쥐들을 7주에 걸쳐 지속적으로 거주지를 옮김으로써 쥐들에게 만성적인 사회적 스트레스를 야기시키는 실험을 하였다. 그리고 성인기에 이른 때에 이전에 조우한 적이 없는 쥐들에 얼마나 자주 다가가는지, 북적거리는 넓은 장소에 얼마나 오래 머무는지 등을 측정함으로써 이들의 불안 정도를 평가하였다. 실험 결과, 성별로는 통제집단에 비해 암컷 쥐들이 더 불안해하였으며, 암수 모두 새끼 쥐들에게서 더 높은 불안행동의 수준을 확인할 수 있었다. 이러한 연구결과에 대해서 연구진들은 선행 연구결과들과 마찬가지로 여성이 불안증세에 영향을 미치는 스트레스에 더 취약하다는 점과 조부모 때 경험한 스트레스로 인한 후성유전적 변형이 손자녀에게 불안행동과 같은 심리적으로 부정적인 결과를 가져올 수 있음을 설명하는 것으로 보고 있다. 물론 인간은 실험용 쥐와 달리 스트레스 대처자원을 활용하는 기술을 배우는 능력이 있으며, 쥐들과는 비교할 수 없는 다양한 환경의 영향이 있기 때문에 연구결과를 직접적으로 적용할 수 없는 한계는 있다. 하지만 인간의 경우에도 스트레스의 영향에 대한 후성유전적 설명은 우리에게 많은 시사점을 던져 준다.

CHAPTER 05

노년기의 스트레스

05 노년기의 스트레스

1. 노년기 스트레스의 특성

김주현(2007), 서경현(2007) 등은 노년기 스트레스에 대한 이해가 요구되는 이유에 대해서 다음과 같이 설명하고 있다.

첫째, 전체 국민들 중 노인이 차지하는 비중이 높아지고 있다.

둘째, 사람들은 누구나 오래 살기를 원하지만 오래 산다는 것이 긍정적인 것만은 아닐 수 있다. 어떤 이에게는 즐거운 일이 아닐 수 있다는 것이다.

셋째, 인간은 전 생애에 걸쳐 스트레스를 경험하는데, 다만 차이가 있다면 생애주기나 개인에 따라 그 스트레스의 원인이나 종류, 그리고 강도가 다를 뿐이다. 특별히 초고령화 사회를 맞이하는 이 시점에서 스트레스를 경험하는 노인에 대한 이해가 요구된다.

넷째, 그동안 노인문제 해결을 위한 접근은 주로 저소득계층 노인의 생활안정과 치매노인을 위한 지원, 그리고 일반노인을 대상으로 한 보편적 복지혜택 위주였다. 즉 무력하고 병든 노인들을 위해 우리

사회가 경제적, 의료적 지원을 어떻게 제공할 것인가에 대한 고민과 실천이 주를 이루었다. 하지만 이러한 노인은 전체 노인인구의 10% 내외를 차지하는 수준인데 반해, 일반 노인들은 여전히 활동적이고, 생산적인 역량을 가지고 있으면서도 사회적 주목을 받지 못하는 문제를 보이고 있다. 이러한 차원에서 스트레스로 인한 노인의 건강문제는 이제 노인 당사자뿐만 아니라 노인을 부양하는 가족, 지역사회 그리고 국가적 차원까지도 영향을 미치는 우리 사회의 주요한 문제로 발전하게 된다. 이와 관련하여 노년기 스트레스는 다른 생애주기와 구별되는 다음과 같은 특성이 있다.

1) 회복하기 힘든 스트레스원을 가진 노년기

Lazarus와 Folkman(1984)은 사람들에게 있어서 스트레스가 스트레스로 지각되는 이유를 개인이 스트레스를 가져오는 삶의 사건들을 관리할 수 있는 자원을 초과하기 때문으로 설명한다. 따라서 생애주기상 노년기는 스트레스를 가져오는 삶의 사건들은 증가하는 반면, 이에 대한 대처자원이나 적응능력은 오히려 감소하기 때문에 스트레스에 보다 취약한 시기가 된다.

특히 노년기는 과거에 경험해 보지 못했던 사실들, 즉 배우자나 친한 친구와의 사별, 노년기 만성질환과 그에 따른 기능상실 등으로 인해 발생하는 수많은 스트레스에 직면하게 된다. 그런데 이러한 문제는 이제 더 이상 원래 상태로 회복이 불가능한 성질의 것이기 때문에 다른 생애주기들과 비교하여 스트레스가 지속되는 특성을 가지게 된다(최선희 · 양혜원, 2004).

2) 도미노성 스트레스에 노출된 노년기

노년기의 스트레스는 삶의 여러 영역들이 상호 영향을 미치거나 여러 영역의 문제들이 누적되어 나타나는 특성을 보인다. 즉 노년기의 신체적, 심리적, 사회적 삶은 다른 생애주기들과 비교하여 상호 밀접한 연관성을 가지게 된다. 그래서 한쪽의 삶이 다른 쪽의 삶에도 영향을 미치는 관계를 나타낸다.

실제로 은퇴 후 노인은 경제적 수입이 감소함으로써 경제적으로 불안정한 가운데 지금까지의 사회적 역할도 상실함으로써 심리적 위축을 경험하게 된다. 또한 경제적 어려움은 신체적 질병과 노인성 만성질환에 제대로 대처하기 힘들게 만들어 중증질환으로 발전하게 만듦으로써 더 큰 어려움에 직면하기도 한다. 이처럼 노년기에 직면하는 다양한 삶의 문제들은 각각의 문제도 어려움을 안겨 주지만, 하나의 문제가 또 다른 문제에 영향을 미치며 여러 가지 문제가 중첩되거나 누적되는 모습을 보인다. 따라서 노년기에 직면하는 신체적, 심리적, 사회적 문제들은 노인들의 삶에 도미노처럼 영향을 미치기 때문에 여러 영역에서 동시에 대처해야 하는 어려움을 가지게 되는 것이다(최선희 · 양혜원, 2004).

2. 노년기 스트레스의 원인

고민석 · 서인균(2011), 김미령(2012) 등은 노년기에 직면하는 스트레스원으로 질병과 신체적 건강문제, 고독, 무위, 빈곤 등과 같은 요소를 제시하고 있다.

1) 질병과 신체적 건강문제

노년기의 일차적 변화 현상은 신체에서 찾을 수 있다. 체력이 현저하게 떨어지는 것은 물론이고 몸에 여러 가지 질병들이 찾아온다. 질병으로 인해 심지어 식사나 거동을 하는 것조차 어렵게 된다. 그에 따라 생활에 대한 여러 가지 불편함이 생기고, 우울한 감정으로 발전하기도 한다. 또한 경우에 따라 이러한 신체적 변화가 스트레스로 작용하여 자살생각에 이르기도 한다.

건강한 노인은 신체적, 기능적, 심리적으로 독립적인 생활을 유지할 가능성이 더 높다. 그에 따라 사회관계의 폭도 넓어지며, 의료비 부담에 따른 경제적 어려움도 줄어들어 상대적으로 여가활동 등에 사용할 자원도 많을 수밖에 없다. 그리고 노인의 건강 상태는 노인의 삶의 질과 심리상태에 많은 영향을 미치게 된다.

하지만 질병으로 인해 신체적 기능이 상실될 때, 노인들의 신체건강 문제는 타인에 대한 의존도를 높이고 경제적 어려움으로 연결될 수밖에 없기 때문에 이들의 삶에 있어서 중요한 스트레스원이 되고 있다. 즉 노년기는 인간발달 단계상 '쇠퇴와 상실'의 시기로서, 이들의 건강문제는 이 단계에서 삶의 질과도 밀접한 관련이 있어 노인문제의 출발점으로 간주되기도 한다.

신체적 원인에 의한 스트레스는 개인의 성격특성, 만성퇴행성질병, 반응시간의 둔화, 노화에 따른 외형의 변모 및 신체기능의 퇴화와 관련이 있다. 그리고 이러한 요인들은 노인들로 하여금 사회적 고립감과 상실감, 우울, 절망, 슬픔 등을 이끌기도 한다(김경숙 외, 2008).

인간은 연령이 증가함에 따라 노화가 일어나고, 이러한 노화는 신체의 구조와 기능뿐만 아니라 지적 능력의 변화, 감각과 지각능력의 변화, 성격특성의 변화 등을 수반하게 마련이다. 따라서 노년기의 건강문제는 노인의 삶의 질과 관련하여 중요한 요인이 되고 있다. 이와 관련하여 Backer(1995)는 노인들은 건강문제로 인하여 기능적인 능력이 감소하였을 때, 가장 많은 스트레스를 받는 것으로 설명하였다. 즉 주관적 건강 상태가 나쁠수록 노인들이 지각하는 스트레스 수준은 더 높은 것으로 여겨진다.

2) 고독감

노인들은 여러 가지 이유로 고독감을 느끼게 되며 이 고독감이 노년기에 직면하는 스트레스의 중요한 원인이 되고 있다. 노인들은 은퇴, 질병, 이별 등으로 인해 사회생활이 협소해질 수밖에 없다. 더군다나 심화되는 핵가족화로 인해 자녀와 손자녀가 있음에도 불구하고 함께 생활하지 못하는 데서 오는 고독감이 심화되고 있다. 또한 건강상의 문제나 경제적 어려움은 외출이나 여가활동을 제한함으로써 노인들에게 있어서 TV만이 유일한 세상과의 소통수단이 되고 있다.

실존적으로는 다른 사람의 죽음을 목도하면서 자신의 죽음도 멀지 않다는 사실 앞에서 불안과 고독은 가중될 수밖에 없다. 그리고 죽음으로 인해 가까운 지인들이나 배우자와 이별할 수밖에 없는 노년기의 특성으로 인해 고독감을 감소시킬 수 있는 사회적 지지의 부족은 노인들로 하여금 고독감을 가중시키는 요인이 되고 있다.

특별히 배우자나 친한 친구와의 사별은 재적응의 시간이 가장 많이 필요하며, 노인들에게 있어서 스트레스 수준이 가장 높은 사건으로 받아들여지고 있다. 이들의 사망으로 인한 상실감과 슬픔은 노인의 고독감을 더하고, 망자에 대한 그리움과 심리적 영향은 우울로 이어지는 경우도 많다.

3) 무위

할 일이 없음 또는 맡은 역할이 없음을 뜻하는 무위는 노년기의 특성이자 노인들에게 스트레스가 되고 있는 부분이다. 젊은 시절에는 시간에 쫓기면서 해야 할 일들로 인해 스트레스가 많았다면, 노년기에는 할 일이 없어 시간을 무료하게 보내는 날들이 스트레스가 된다. 은퇴 이후 새로운 일을 발견하거나, 여가활동이나 자원봉사활동을 통해 주어진 시간을 선용하는 노인들보다는 역할상실과 정체감 상실로 인해 심리적 부적응을 경험하는 노인이 더 많은 현실에서 노년기의 '역할 없음'은 이들에게 스트레스의 원인으로 작용하고 있다.

특히 남성노인의 경우, 은퇴 이후 사회적 역할을 잃게 됨으로써 가정 내 역할보다 사회적, 직업적 역할에 더 만족을 느꼈던 과거의 경향 때문에 노년기의 무위가 더 큰 스트레스로 작용하는 것으로 나타났다(김경숙 외, 2008).

4) 경제적 어려움

경제적 안정은 심리적인 안녕감을 기대할 수 있는 긍정적 영향이 있기 때문에 노인에게 있어서 중요한 문제가 아닐 수 없다. 따라서 노인들에게 있어서 경제적 어려움은 심리적 고통으로 연결되기도 하고, 건강에 우선한 문제로 취급되는 경향도 보인다(김경숙 외, 2008).

은퇴 이전 자신이 경제적 주도권을 가지고 있을 때와는 달리 경제적 능력이 사라진 노년기에는 여러 가지 부자유스런 문제에 직면한다. 자식들에게 용돈을 탈 때에도 괜히 불편하고, 가족이나 지인들 사이에서도 왠지 자신이 경제적으로 무능하여 더욱 무시당하고 소외되고 있다는 생각이 들기도 한다.

이처럼 은퇴 이후 소득감소로 인한 경제적 어려움은 노인의 스트레스 수준에 영향을 미치는 주요한 요인이 되고 있다. 공무원, 군인, 경찰, 교원 등 은퇴 후 연금혜택을 받으며 경제적 문제를 일정 정도 해결할 수 있는 직종을 제외하고는 거의 대부분의 노인들은 본인의 노후생활에 대해 구체적 안전망을 확보하고 있지 못한 실정이다. 연금, 이자, 임대소득이 없다면 국가나 지자체 혹은 성인자녀에게 의존할 수밖에 없기 때문에 노인들은 경제적으로 취약한 계층이 직면하는 스트레스를 경험하게 된다. 또한 경제적 어려움은 대인관계를 회피하게 만들고, 건강문제가 있어도 당장 치료받기 어려워 병을 더 키우고, 삶의 만족도도 낮게 만드는 결과를 가져온다. 그로 인해 선행연구들은 경제력의 약화가 노인들에게 있어서 자살생각에도 영향을 미치는 것을 발견하고 있다(정호영 · 노승현, 2007).

5) 가족구조와 관계의 변화

노인세대는 이전에 자신들은 나이 든 부모를 모시고 살아왔는데 시대가 바뀌어 자신들은 자식 세대로부터 그런 대우를 받을 수 없다는 사실에 실망하고, 분노하기까지 한다.

시대의 변화는 과거 한 가정의 가장 또는 연장자로서 지위가 보장되었던 노인들이 핵가족화된 현대사회 속에서 권위와 영향력의 상실을 경험하도록 만들었다. 또한 효와 경로사상을 찾아보기 어려운 현대사회에서 이들은 더 이상 과거의 지위와 권위를 주장할 수 없다는 사실을 받아들여야 하는 현실을 살고 있다. 그로 인해 노인 스스로 자신이 집안에서 대수롭지 않은 위치에 있으며, 아무런 능력이 없다는 자격지심을 가지고 있을 때 가족관계에서 사소한 일에도 서운함을 느낄 수 있다. 이와 같은 가족구조와 관계의 변화는 노인들에게 있어서 스트레스가 되고 있다. 더욱이 부자관계가 아닌 부부관계 중심으로 변화한 가족구조는 성인자녀들이 노부모를 모시는 것에 대한 거부감을 높이는 계기가 되었으며, 그로 인해 자녀가 있으면서도 노년기에 혼자 살거나 자녀로부터 부양받지 못하는 데 따른 좌절감을 경험하기도 한다.

한편 세대 간 갈등의 원인이 되고 있는 부모세대와 자녀세대의 가치관 차이와 의사소통의 문제는 고부간의 갈등을 비롯한 가족 내 갈등이 노인들로 하여금 스트레스가 되고 있다(서경현, 2007). 또한 가족의 기능이 낮을수록, 노인들은 더 많이 외로움을 느끼며 가족응집력이 낮을수록 우울수준 또한 높은 것으로 밝혀졌다. 그리고 가족결속이 우울을 매개로 하여 노인들의 자살생각에 미치는 간접효과도 있는 것으로 나타났다(정호영 · 노승현, 2007).

6) 죽음의 공포

사람이 태어나서 죽는 것은 누구에게나 정해진 바이지만 노년기에는 지금까지의 다른 생애주기와는 달리 죽음이라는 특별한 문제가 임박한 당면과제로 주어진다. 이와 관련하여 노인들이 느끼는 죽음불안 혹은 죽음에 대한 공포라는 개념은 넓은 의미에서 죽음을 혐오하거나 죽음을 기피하는 것을 의미하며, 좁은 의미에서는 죽어가는 과정에서 오는 두려움을 뜻한다(박선애 · 허준수, 2012).

노년기는 인간발달의 마지막 단계로서 신체적, 정신적 노화 및 그와 관련된 사회적 활동이 감퇴되어 환경의 변화와 일상생활에 대한 적응력이 저하되는 생애주기에 해당된다. 그리고 죽음을 앞두고 있는 단계로서 다른 연령층보다 죽음에 대해 더 많이 의식하고, 민감하며, 심지어 공포를 느끼기도 한다(최외선, 2007). 또한 대부분의 노인들은 죽음을 두려워하고 사회적으로는 죽음에 대해서 금기시하며 심지어 죽음을 거론하는 것조차 회피하는 등, 죽음을 적극적이고 긍정적으로 준비해야 한다는 의식이 매우 희박한 것이 사실이다(박선애 · 허준수, 2012).

한편 노인들은 앞으로 직면하게 될 죽음에 대해서 불안과 수용이라는 복합적인 감정과 태도를 가지고 있다. 즉 노인 당사자에게 있어서 죽음은 누구나가 맞이하게 될 당연하고 자연스러운 일만은 아닌 것이다(최영희 외, 2012). 그래서 처음에는 다가오는 죽음에 대해서 분노하거나 부정하기도 한다. 또한 죽음에 대해서 굳이 생각하지 않으

표 5-1 ■ 죽음불안에 영향을 미치는 요인

요인	죽음불안의 수준
인구 사회적 특성	• 여성: 죽음에 따르는 신체 · 심리적 고통에 대한 불안수준이 높음 • 남성: 인생계획과 목표를 실행하지 못한 것에 대해 불안해함 • 결혼상태: 이혼 또는 별거 노인의 불안수준이 더 높음 • 교육수준: 교육수준이 낮을수록 죽음불안수준이 더 높음 • 종교: 종교가 있는 노인의 죽음불안수준이 낮지만, 종교 유무보다는 신앙심과 내세에 대한 믿음 정도가 더 중요한 요소임
건강상태	• 질병이 있고 건강평가가 부정적일수록 죽음불안수준이 높음
심리특성	• 분노, 불평, 불만수준이 높을수록 죽음불안수준이 높음 • 고독수준이 높을수록 죽음불안수준이 높음 • 자아통합수준이 낮고 부정적 자아개념을 가지고 있을수록 불안수준이 높음 • 삶의 만족도가 낮을수록 죽음에 대해 거부적 태도를 보임
가족환경	• 독신노인의 죽음불안수준이 가장 높음 • 가족관계: 가족 간의 유대관계와는 의미 있는 관련성이 없음
사회적 지지	• 사회관계망이 위축되고 사회적 지지수준이 낮을수록 불안수준이 높음

출처: 권중돈(2013). 노인복지론.

려 하지만 주위의 친구나 친척이 맞이하는 죽음을 지켜보면서 곧 마주칠 자신의 죽음에 대해서 점차 수용하는 모습을 보이게 된다(최외선, 2007). 죽음에 대한 부정적 태도를 갖게 되었을 때 나타나는 죽음불안을 야기하는 요인은 표 5-1과 같다(권중돈, 2013).

따라서 노인이 곧 직면하게 될 죽음에 대해서 그 의미를 올바르게 인식하여 긍정적인 죽음태도를 가질 때 노화 과정에서 직면하게 되는 여러 가지 힘겨운 변화에 잘 적응할 수 있을 것이다. 그리고 노인이 죽음과 관련된 문제를 직시하고 더 이상 죽음문제를 금기시하거나 거부하지 않고 긍정적인 죽음태도를 형성하도록 돕는 노력이 절실하다(박선애 · 허준수, 2012; 최외선, 2007).

7) 사별

노년기에 사별을 하게 되면 슬픔, 죄의식, 후회, 목적 상실, 동기나 흥미의 상실 등과 같은 다양한 정서반응을 보이게 된다. 또한 사람들은 평균 6개월 내지 2년 정도의 애도 과정을 거치면서 다음과 같은 네 가지 애도의 유형을 보이는 것으로 알려져 있다. 첫째, 일반적 애도의 유형은 사별 직후에 높은 수준의 정서적 고통을 경험하지만, 1~2년 정도의 시간이 흐른 뒤에는 그 고통의 수준이 낮아지는 유형이다. 둘째, 만성적 애도의 유형으로 사별 직후나 시간이 흐른 후에나 모두 높은 수준의 정서적 고통을 경험하는 유형이다. 셋째, 유예된 애도 유형으로 사별 직후에는 정서적 고통의 수준이 낮지만 시간이 흐르면서 그 고통이 더 강해지는 유형이다. 넷째, 결여된 애도의 유형으로 사별 직후뿐만 아니라 시간이 흐른 뒤에도 낮은 수준의 정서적 고통을 경험하는 유형이다. 이처럼 다양한 애도의 유형이 있지만 사별한 이후 노인들은 높은 수준의 정서적 고통을 경험하며, 이로 인해 질병에 걸릴 위험이 높아지고, 생활만족도가 낮아지는 경험을 하게 된다. 특히 배우자와 사별한 경우에는 남녀 모두에게서 슬픔, 걱정, 불행감, 두려움 등과 같은 부정적 정서 경험을 하게 되고 사망이나 자살의 위험이 높아지는 것으로 알려져 있다(권중돈, 2013).

최영희 등(2012)은 노인의 사별에 대해 다음과 같이 설명하고 있다. 사별을 경험한 노인들은 사별 직후 아무 문제없이 사별로 인한 배우자와의 결별을 극복해 나가는 것처럼 보이나 충격과 슬픔, 애도의 과정을 거치게 된다. 그로 인해 대체로 홀로 된 노인들은 불면증, 식욕감퇴, 우울 등과 같은 심리적 · 신체적 증상을 나타내기도 한다. 일반적으로 여성의 평균수명이 남성보다 길기 때문에 배우자의 죽음은 주로 여성노인의 문제로 받아들여지고 있다. 즉 65세 이상 여성노인의 절반, 75세 이상 여성노인의 2/3 이상이 사별로 인해 배우자 없이 살아가는 모습을 보게 된다. 하지만 부인을 먼저 떠나보낸 남성노인들의 경우, 지금까지 일상생활을 부인에게 의존하던 관계에서 사별로 인해 기본적인 일상생활조차 유지하기 힘든 경험을 하기도 한다. 또한 은퇴, 역할상실 등으로 인해 새로운 관계를 만들거나 그 동안 지속하던 인간관계를 지속하기 힘든 남성노인의 경우, 사별로 인해 홀로 되는 경우 여성노인보다 더 고독감을 느끼는 것으로 알려져 있다.

그래서 배우자와의 사별을 경험하는 노인들의 경우 병리적 증상을 보일 위험이 높게 나타나고 있다. 즉 배우자와 사별한 노인은 배우자가 있는 노인에 비해 사별 1년 내에 심리적 문제와 신체질병 발생률 및 사망률이 높아지는 것으로 알려져 있다. 이들은 배우자의 죽음을 부정하거나 죄의식, 외로움을 느끼고, 수면장애와 죽은 배우자에 대한 집착 등을 보이기도 한다. 이로 인해 사회활동이나 대인관계를 거부하기도 한다. 특히 사별한 남성노인은 배우자가 있는 노인에 비해 사망률이 40% 이상 높게 나타나는 것으로 보고되고 있다. 이처럼 노년기에 경험하는 배우자와의 사별은 다른 생애발달단계에서 보다 더 심각한 스트레스원으로 기능하여 여러 가지 문제를 동반하게 된다.

8) 성문제

의식주 문제의 해결에만 급급해하던 과거와는 달리 현대의 노인들에게 있어서 인간의 기본적 욕구 가운데 하나인 성생활을 도외시한 채 노년기 삶을 전인격적으로 평가하기는 힘들 것이다. 하지만 성을 언급할 때 젊은 남녀의 애정표현은 자연스럽고, 아름답게 묘사하지만 노인들의 성행위에 대해서는 주책없는 행위요 민망한 짓으로 여기는 시각이 지배적이다. 이는 우리 문화가 성문화에 있어서 보수적이고 이중적인 태도로 인해 노인의 이성교제나 성생활에 대한 인식이 노인들의 현실과는 큰 차이를 보이기 때문이다. 이러한 시각은 심리적으로 위축되어 있는 노인들 스스로를 더욱 더 부정적인 시각으로 인식하게 만들고 노인의 성문제로 인한 스트레스에 대한 이해와 접근을 더욱 힘들게 만든다(김양이 · 송기오, 2010; 이현심, 2010).

일반적으로 인간의 성욕과 성행동은 연령이 증가할수록 줄어들고 노화에 따라 쇠퇴하는 대표적인 생물학적 현상으로 여겨지고 있다. 하지만 킨제이 보고서에 따르면 나이가 들면서 감소하는 여러 능력 중에서 가장 오래 남는 기능 중의 하나가 성기능이라고 한다. 즉 인간이 죽기 전까지 가장 오랫동안 지속되는 욕구가 바로 성에 대한 욕구이다. 그러나 노인들이 직면하는 생리적인 변화나 질병, 노인의 성욕과 성생활에 대한 사회적 인식, 노인을 둘러싼 여러 가지 환경적인 여건이 성이라고 하는 인간의 가장 기본적인 욕구를 노인들이 충족하는 데 방해하는 역할을 하고 있다(김양이 · 송기오, 2010). 실제로 노인의 노후 성생활에 대한 인식조사에서 절반 이상의 노인이 노후생활에서 성생활은 중요하다고 인식하고 있는 것으로 나타났다. 하지만 노인들은 성적욕구가 일어날 때 41.2%는 단순히 참아 버리며, 18%는 발기부전 등의 신체적 성기능 장애로 인해 성생활을 할 수 없거나, 14%는 가족의 눈치와 성감의 쇠퇴로 인해 성생활이 어렵다고 보고하였다(권중돈, 2013).

노년기의 성생활은 결혼만족도뿐만 아니라 노년기의 삶의 질과 노후생활 적응에도 중요한 영향을 미친다. 따라서 많은 선행연구들에서 노인의 성생활은 노년기 삶의 만족도와 관련이 깊으며, 성생활이 불만족스러운 경우 삶의 만족도가 떨어지고 심각한 경우에는 노년기 우울감을 경험하게 만들기도 하는 것으로 보고하고 있다(백유미 · 김재철, 2012). 또한 노년기의 사회적 노화와 성생활과의 관계에서 배우자와의 사별, 자녀의 재혼 반대, 사회적 관계망의 축소 등은 성적 관심을 표현할 수 있는 통로를 제한하게 된다. 그리고 노년기의 성생활에 대한 사회적 편견과 문화적 또는 종교적인 이유로 인하여 성적 표현 기회를 상실하거나 성적 표현이 억제된다. 이러한 이유로 인하여 노인들은 노년기에 성적 충동을 느끼는 것 자체에 대하여 죄의식과 수치심을 느끼기도 한다(권중돈, 2013).

한편 현대사회의 많은 노인들은 급격하게 발달된 경제, 사회, 문화적 환경과 달리 성에 대한 지식도 부족하고 성생활에 대한 만족도도 낮은 것으로 알려져 있다. 그리고 여러 가지 이유로 성생활을 영위하지 못하는 노인들이 증가하면서 다양한 형태의 음성적 성매매가 이루어지고 있고, 그에 따른 성병과 경제적 문제 등이 사회문제화되고 있다(김양이 · 송기오, 2010). 또한 여성노인의 경우 노화에 따른 신체적 반응의 감퇴는 사실이나 성적인 욕구와 그에 따른 정서적 반응이 감소되는 것은 아닌데도 여성노인에게 있어서 성행위는 매우 부정적으로 인식되고 있으며, 그에 따른 금욕적인 생활을 너무나 당연시하는 문제가 지속되고 있다(백유미 · 김재철, 2012).

하지만 놀라운 사실은 100세인에 대한 연구에서 이들의 장수비결 가운데 하나가 바로 '규칙적인 성생활'을 포함하고 있다는 사실이다. 즉 이들의 장수비결이 낙천적이며, 잠자기 전에 위스키 한잔을 마시며, 규칙적인 성생활을 즐기는 것이라는 사실은 노년의 성생활에 대한 중요한 시사점을 우리에게 던져 주고 있다(나동석 · 김영대, 2011). 특히 성공적인 노화를 위하여 노인의 삶의 만족도를 높이기 위한 방법으로 노인의 성생활은 무시될 수 없는 요소임을 많은 선행연구들은 확인하고 있다. 건강이 허락되는 한 노인들의 꾸준한 성생활 유지는 노년기 뇌기능 활성화와 정서활동에 긍정적인 효과가 있으며, 성행위에 따른 근육운동은 신체기관의 정상적인 유지를 위해 도움이 되는 등 노화에 유익한 것으로 선행연구들은 보고하고 있다(김양이 · 송기오, 2010; 나동석 · 김영대, 2011).

대부분의 노인들은 성에 대한 관심이 줄어들지 않고 지속적으로 유지되고 있는 것으로 파악되고 있다. 그리고 노년기에도 성생활이 필요하다고 동의하는 노인의 비율이 남성노인의 92.5%, 여성노인의 54%를 차지하는 것으로 알려져 있다. 하지만 지금까지 노인복지에서 다루는 소득보장, 보건의료, 주거서비스 등은 점차적으로 개선되고 확충되는 추세인데 반해 노인의 성에 대한 논의는 여전히 부족한 실정이다. 또한 우리 사회에서 성문화는 과거에 비해 청소년들에게 있어서는 과도하게 개방적이고, 노인들에게 있어서는 여전히 감추어진 영역으로 남아 있는 등 비대칭적으로 개방된 측면이 강하다. 따라서 노인의 성에 대해서 어색하거나 추한 것으로 여길 것이 아니라 인간 발달단계에서 자연스러운 과정이며 노년기 삶의 만족도 개선을 위해 해결되어야 할 중요한 과제로 접근할 필요가 있다(나동석 · 김영대, 2011).

9) 정보통신서비스 이용의 격차

현대사회는 나날이 변화하는 새로운 지식과 기술의 습득 및 활용이 요구되는 시대이기도 하다. 그러나 노인들은 컴퓨터 및 인터넷 이용도가 낮고 정보역량과 정보이용지수가 타 연령에 비해 월등히 낮은 것으로 보고되고 있다(신용주 · 구민정, 2010). 즉 노인의 경우 정보

소외계층으로 전락하게 됨으로써 사회통합에 어려움을 겪을 뿐 아니라 새로운 형태의 사회 차별을 경험하고 있다(권중돈, 2013).

실제로 한국인터넷진흥원(2012)에 의하면 2012년 현재 우리나라의 컴퓨터 보급률은 81.9%, 인터넷 보급률은 81.8%로서 세계적인 정보강국의 반열에 올라서 있으며, Social Network Service(SNS)의 이용속도도 급속하게 빠른 속도로 확산되고 있다. 그리고 세계 어느 나라보다도 빨리 새로운 통신기기의 개발과 보급이 이루어지는 나라에 속하며, 이를 통해 소통과 교류의 풍속이 나날이 바뀌고 있음을 실감하고 있다. 이처럼 나날이 발전하는 정보통신 인프라는 사람들의 일상생활 패턴을 바꾸고 있으며 그에 따른 신속한 적응능력을 요구하고 있다(이윤정, 2012).

노인의 정보화에 대한 선행연구에 따르면 점차적으로 노인의 정보화에 대한 인식, 정보활용능력, 정보접근성이 향상되고 있는 것으로 나타났다. 또한 노인가구의 컴퓨터 보급률과 인터넷 가입률은 외국과 비교할 때 결코 뒤지지 않으며, 노인의 정보화 욕구수준도 매우 높은 것으로 나타났다(권중돈, 2013). 또한 서구선진국들에서 이루어진 연구결과를 보면 노인 정보화교육이 노인의 삶에서 활동영역을 확대시키는 것으로 나타났으며, 많은 노인들에게 심리사회적인 행복감을 제공하는 것으로 설명하고 있다. 특별히 노인들은 저하된 신체적 능력과 행동반경을 고려할 때 인터넷을 통하여 외부세계와의 유대관계를 재연결시키고 강화 혹은 확대시킬 수 있을 것으로 생각할 수 있다. 하지만 문제는 그 변화에 따라가지 못하는 노인들이 겪게 되는 정보격차와 소외감이 스트레스로 작용할 수 있다는 점이다.

즉 정보화 사회로 급진전할 때 정보취약계층이 직면하는 정보불평등과 정보격차의 문제는 노인들에게 있어서 또 다른 스트레스가 될 것이며, 사회적응의 문제를 야기할 수도 있다(신용주 · 구민정, 2010). 이처럼 정보화 확산에 따른 부정적 현상 중 하나인 정보격차 현상을 OECD에서는 정보통신기술에 대한 접근기회와 다양한 활동을 위한 인터넷 이용에서의 차이로 정의하고 있으며, 미국 상무부에서는 신기술에 접근하는 집단과 그렇지 못한 집단 간의 격차, 정보 접근능력을 가진 자(haves)와 가지지 못한 자(have nots) 사이의 분할로 정의하기도 한다(김봉섭 · 김정미, 2009). 따라서 사회적으로 노인의 정보화를 지원함으로써 노인들로 하여금 자신감을 가지고 정보통신기술의 발달로 인한 새로운 사회변화에 잘 적응하도록 지원하고, 변화에 뒤처짐으로써 생기는 소외감을 극복할 수 있는 사회적 지원책들이 마련되어야 할 것이다.

실제로 선행연구들은 인터넷 교육을 받은 노인들이 자신의 시야가 넓어지게 되어 긍정적인 감정을 느꼈다고 인지하였으며 사전검사에 비하여 사후검사에서 고독감이 낮아졌다고 밝히고 있다. 또한 온라인상에서 시간을 많이 보내는 노인들이 상대적으로 스트레스 수준이 낮으며 심리적인 행복감이 더 높은 것으로 보고하고 있다. 그밖에도 정보화 교육을 받은 노인들을 대상으로 한 연구에서 노인들의 자아존중감이 높아졌으며, 사회생활과 가정생활의 만족도가 높아진 것으로 나타났고, 심리적으로도 소외감이나 고독감이 크게 줄어든 것으로 나타났다(정민숙 · 이유라, 2012).

10) 학대받은 경험

세계보건기구(WHO)에서는 노인학대를 어떤 행위를 가하거나 당연히 해야 할 행위를 하지 않는 것, 의도된 행위이거나 의도하지 않은 행위이거나 간에 그리고 그 형태가 학대적이거나 방임적이거나 착취적이거나 간에 그것은 노인에게 불필요한 고통과 상처, 인간존엄의 박탈감을 가져오는 노인의 삶의 질을 심각하게 떨어뜨리는 것으로 정의하고 있다.

우리나라 노인복지법 제1조의2에서는 노인학대를 보다 더 명확하게 규정하고 있다. 즉 노인에 대하여 신체적, 정신적, 정서적, 성적폭력 및 경제적 착취 또는 가혹행위를 하거나 유기 또는 방임을 하는 것으로 노인학대를 규정하고 있다.

노인들이 경험하는 신체적, 정서적, 성적, 재정적 학대 및 방임은 의존적이고 쇠약한 노년기에 발생하는 심각한 문제이며 노인의 삶의 질을 떨어뜨리는 행위이다. 이들 영역에서 발생하는 학대는 노인의 삶을 위협하는 중요한 스트레스가 되고 있다. 노인학대에 관한 개념과 유형을 정리하면 표 5-2와 같다(권중돈, 2013).

국가인권위원회가 한국 노인의 전화와 함께 전국 1,349명의 노인을 대상으로 한 실태조사 결과, 응답자들의 11.6%가 3회 이상 학대받은 경험을 가지고 있는 것으로 나타났다. 응답자들이 가장 많이 경험하는 학대 유형은 비난, 모욕, 조롱, 위협, 협박 등의 언어 및 비언어적 행위를 통해 노인에게 정서적인 고통을 안겨 주는 학대로 밝혀졌다. 한편 노인학대의 경우 어느 한 학대 유형만 단독으로 나타나는

표 5-2 ■ 노인학대의 개념과 유형

<table>
<tr><th colspan="2">학대 유형</th><th>개념</th><th>학대행위의 예</th></tr>
<tr><td colspan="2">신체적 학대</td><td>신체의 상해, 손상, 고통, 장애를 유발할 수 있는 물리적 힘에 의한 폭력적 행위</td><td>때리기, 치기, 밀치기, 차기, 상처나 멍, 타박상, 골절</td></tr>
<tr><td colspan="2">정서적 · 심리적 학대</td><td>정신적 또는 정서적인 고통</td><td>모멸, 자존심에 상처 입히기, 위협, 협박, 의도적인 무시, 비웃기, 고립시키기, 감정적으로 상처 입히기</td></tr>
<tr><td colspan="2">언어적 학대</td><td>언어로 학대</td><td>욕설, 모욕, 협박, 질책, 비난</td></tr>
<tr><td colspan="2">성적 학대</td><td>노인의 동의가 없는 모든 형태의 성적 접촉 또는 강제적 성행위</td><td>동의 없이 옷을 벗기거나 기타 성적 행위를 하는 것</td></tr>
<tr><td colspan="2">재정적 · 물질적 학대</td><td>자금, 재산, 자원의 불법적 사용 또는 부당한 착취, 오용 및 필요한 생활비 등을 주지 않는 것</td><td>재산이나 돈의 악용, 훔치기, 경제적으로 의존하기, 무단으로 신용카드나 소유물을 사용, 노인 소유의 부동산을 무단으로 처리, 경제적으로 힘든 노인에게 생활비, 용돈 등을 주지 않는 것</td></tr>
<tr><td rowspan="2">방임</td><td>적극적 방임</td><td>의도적으로 서비스나 수발을 제공하지 않는 것 또는 보호의무의 거부, 불이행</td><td>일상생활에 필요한 것 주지 않기, 신체적인 수발이 필요한 사람 수발 안 하기, 의도적으로 필요한 보건, 복지, 의료서비스의 이용을 거부하거나 노인에게 필요한 의치, 안경을 빼앗거나, 복용해야 할 약을 복용시키지 않기</td></tr>
<tr><td>소극적 방임</td><td>비의도적으로 서비스나 수발을 제공하지 않는 것 또는 보호의무의 거부, 불이행</td><td>노인을 혼자 있게 하기, 고립시키기, 수발자가 비의도적으로 적절한 보호를 하지 않거나 방치한 결과 신체적 · 정신적 고통이나 건강의 악화가 일어남</td></tr>
</table>

<table>
<tr><td rowspan="2">자기방임</td><td>적극적 자기 방임</td><td>본래 자기가 해야 할 신변의 청결, 건강관리, 가사 등을 본인이 할 수 있는 능력이 있어도 스스로 포기하여 하지 않은 결과, 심신의 건강상의 문제가 생기는 것</td><td>스스로 의식적으로 식사와 수분을 섭취하지 않거나, 질병으로 인한 식사제한을 지키지 않거나, 필요한 치료와 약 복용을 중지한 결과, 건강 상태가 악화된 경우</td></tr>
<tr><td>소극적 자기 방임</td><td>기본적인 일상생활을 본인의 체력, 지식, 기능부족 또는 어떤 사정으로 인해 본인도 모르는 사이에 하지 못하게 된 결과 신체 및 심리적 기능에 문제가 발생하는 것</td><td>자신이 체력, 지식, 능력의 부족 또는 기타의 사정으로 자신도 모르게 신변의 청결, 건강관리, 가사 등을 수행하지 못함으로써 심신의 건강상의 문제가 일어난 경우</td></tr>
<tr><td colspan="2">유기</td><td>비독립적 노인을 격리하거나 방치하는 행위</td><td>공공장소나 시설 등에 버리고 연락두절, 집에서 내쫓기, 격리, 감금, 외부와의 교류차단</td></tr>
</table>

출처: 권중돈(2013). 노인복지론.

것이 아니라 노인학대 사례의 80% 이상이 복합적으로 일어나는 것으로 보고되고 있다(최영희 외, 2012). 이러한 노인학대는 다음과 같은 몇 가지 요인들로 인해 발생하는 것으로 설명된다. 먼저, 노인학대의 피해자는 대부분 의존적이며, 허약하고, 무능한 상태가 많은 것으로 나타났다. 즉 학대받는 노인들의 개인적 특성이 건강하지 못하고 경제적으로 어려우며, 학력이 낮고, 사회활동 참여가 저조한 노인들일수록 학대를 많이 받고 있는 것으로 나타났다.

그리고 노인학대 사례의 86%에서 가해자는 노인과 함께 살고 있거나 이들을 간호하는 사람들, 즉 가까운 관계의 돌봄 제공자들이 노인학대의 일차적 가해자라는 보고가 지속적으로 이어지고 있다. 이

때 부양의무자나 돌봄 제공자들이 경험하는 부양스트레스는 노인학대를 초래할 수 있기 때문에 이들이 경험하는 과도한 스트레스를 경감시켜 주는 방안이 노인학대를 줄이는 중요한 대책으로 여겨지고 있다. 그밖에도 노인과 부양자가 사회적으론 고립될 경우 노인학대가 발생할 확률이 높아진다. 또한 사회문화적으로 노인공경의식이 낮아지고 노인차별주의가 확산되고 있는 상황에서 노인은 사회적으로 열등한 지위에 처하게 되고 부적절한 처우를 당할 가능성이 높아지고 있다. 가족상황적으로는 부양자와 별거할 경우 방임이나 유기의 위험에 노출될 가능성이 더 높은 것으로 알려져 있다. 노인의 건강과 관련해서는 건강이 나쁘거나 일상생활에서의 의존성이 높을수록 노인학대의 가능성이 더 높은 것으로 알려져 있다(권중돈, 2013).

3. 노년기 스트레스의 영향

지금까지 노인들이 지각하는 스트레스의 다양한 원인들을 살펴보았다. 그런데 급증하는 노인인구와 그에 따른 노인문제의 심각성에 비해 개인적 대비책의 미비와 가족환경의 변화, 그리고 사회적 대책의 부족으로 인해 스트레스의 원인이 되는 삶의 사건들은 날로 증가하는 반면 이에 대한 대처자원이나 사회적 지원은 부족한 실정이다. 이에 따라 노인들은 걱정, 근심, 불안, 초조 등과 같은 정서적 불안정을 경험하게 되고, 그로 인해 우울증이나 자살생각을 경험하는 노인들이 늘어가고 있다. 노년기 스트레스로 인해 발생할 수 있는 문제들을 불안, 우울, 자살생각 및 문제성 음주의 차원에서 각각 살펴보면 다음과 같다(서수균 외, 2012).

1) 불안

노년기에는 노화에 따른 생물학적, 사회적, 인지적 변화로 인해 위협적 상황에 대한 인식, 초조, 불안에 대한 취약성이 증가하는 것으로 보고 있다. 실제로 한 연구보고에 의하면 남성노인의 17%, 여성노인의 21.5%가 불안 장애로 진단받거나 위험수준에 놓여 있는 것으로 나타났다. 이처럼 노년기에 나타나는 가장 흔한 정신 증상 가운데 하나가 불안이며, 우울이나 인지손상보다 더 흔하게 나타나는 것으로 알려져 있다. 또 다른 조사에 의하면, 55세 이상 노인의 약 11%가 불안 장애의 진단기준에 부합하는 것으로 알려져 있으며, 8% 정도는 진단기준을 충족시키지는 않지만 불안 장애의 증세를 나타내는 것으로 추정하고 있다(이주경, 2012). 이처럼 불안은 노인에게 볼 수 있는 가장 흔한 증상 중의 하나이며, 노인의 불안 장애는 위협적인 것으로 경험된 사건이나 변화의 결과로서 발달될 수 있다. 즉 건강 악화, 질병, 재정적 어려움, 실제적 혹은 잠재적인 생활변화, 가까운 사람의 죽음 또는 시설입소로 인한 독립성의 상실 등이 포함되고 퇴직 같은 경우도 불안 장애를 야기하는 중요한 변화로 인정되고 있다(이주경, 2012).

한편 노인의 불안을 설명하고 있는 많은 선행연구들에서 노인들이 지각하는 스트레스가 불안을 예측하는 데 있어서 중요한 역할을 하는 것으로 밝히고 있다. 노년기는 다른 연령대에 비해 정신 사회적으로 스트레스가 많지만, 그것들을 대처할 수 있는 자원들이 결여되어 있으며 현재의 어려움을 극복할 수 있는 건강, 경제적 여건 등의 환경이 취약한 이유로 불안을 더 경험하게 만드는 것으로 알려져 있다.

또한 부정적 생활사건과 같은 스트레스 요인을 많이 가지고 있는 노인일수록 불안징후를 가질 가능성이 더 높으며, 삶에 대한 태도가 부정적일수록 그리고 만성질환을 가진 노인일수록 더 높은 불안징후를 보이는 것으로 나타났다(임주영 · 전귀연, 2012).

2) 우울

노년기에 직면하는 스트레스는 노인들의 삶을 힘들게 하고, 심리적 · 정서적으로 부정적 결과들을 경험하게 한다. 특히 노인들 중에는 신체적 · 정신적으로 취약한 노인들이 있는데 이들이 받는 스트레스는 우울증에도 영향을 미치는 것으로 알려져 있다. 예를 들어, 지역사회에 거주하는 65세 이상 노인들을 대상으로 한 Glass와 동료들의 연구(1997)에 의하면 가까운 친척이나 친구와의 사별이나 질병, 요양원 입소, 이사, 병원 입원 등과 같은 생활사건이 스트레스가 되어 이러한 일들을 많이 경험할수록 우울증상이 더 심한 것으로 나타났다. 55세 이상의 성인들을 대상으로 한 Catanzaro와 동료들의 연구(1995)에서도 일상적인 골칫거리들이 우울수준에 미치는 영향력이 나이가 많을수록 더 강한 것으로 나타나 스트레스가 노인들의 우울수준에 부정적 영향을 미치는 요인이 됨을 확인할 수 있었다(전해숙, 2010).

노인의 우울은 스트레스 적응 과정에서 나타나는 부정적인 정서상태일 수 있으며, 근심, 침울, 무력감, 무가치함을 나타내는 상태를 말한다. 노년기 삶에서 발생하는 우울증의 주된 원인은 배우자와 가족의 도움에 대한 정서적 상실감, 만성질환과 이에 따른 통증, 기능적 독립성의 상실, 가정, 가족, 주거상태 등의 변화된 환경에 대한 적응의 어려움과 관련이 있다(이주경, 2012).

일반적으로 우울은 일상생활에서 경험하는 개인의 감정이 평소와는 달리 가라앉고, 비관적이고, 불만족스러운 상태이며 부정적인 정서 상태를 의미한다. 그리고 주요 우울장애의 경우, 정신장애의 진단통계 편람에서는 표 5-3의 증상 가운데 5개 또는 그 이상의 증상이 연속 2주 동안 지속되는 것을 말한다.

표 5-3 ■ 우울증상의 진단

- 하루의 대부분, 그리고 거의 매일 지속되는 우울한 기분이 주관적, 객관적 관찰에서 드러난다.
- 모든 또는 거의 모든 일상 활동에 대한 흥미나 즐거움이 하루의 대부분 또는 거의 매일 같이 뚜렷하게 저하되어 있을 경우
- 체중 조절을 하고 있지 않는 상태에서 의미 있는 체중감소나 체중증가, 거의 매일 나타나는 식욕감소나 증가
- 거의 매일 나타나는 불면이나 과다수면
- 거의 매일 나타나는 정신 운동성 초조나 지체
- 거의 매일의 피로나 활력상실
- 거의 매일 무가치감 또는 과도하거나 부적절한 죄책감을 느낌
- 거의 매일 나타나는 사고력이나 집중력의 감소 또는 우유부단함
- 반복되는 죽음에 대한 생각, 특정한 계획 없이 반복되는 자살사고 또는 자살기도나 수행에 대한 계획

출처: 정신장애의 진단통계 편람

또한 벡우울척도(Beck Depression Inventory) 점수가 11점 이상일 경우 혹은 표 5-4의 노인우울척도 점수가 10점 이상일 경우에 우울장애를 의심하게 된다(이상혁, 2007). 하지만 우울증상의 진단과 관련하여 노인은 젊은 연령대에 비해 우울증 진단의 항목이 되는 슬픔, 분노, 흥분 등과 같은 불쾌한 감정을 덜 표현하고, 가벼운 우울증으로

표 5-4 ■ 단축형 노인우울장애 척도

다음 각 문항을 잘 읽고 자신의 상태를 잘 나타내면 '예'에, 잘 나타내지 않으면 '아니오'에 표시해 주십시오.		
1. 현재의 생활에 대체적으로 만족하십니까? *	예	아니오
2. 요즈음 들어 활동량이나 의욕이 많이 떨어지셨습니까?	예	아니오
3. 자신이 헛되이 살고 있다고 느끼십니까?	예	아니오
4. 생활이 지루하게 느껴질 때가 많습니까?	예	아니오
5. 평소에 기분은 상쾌한 편이십니까? *	예	아니오
6. 자신에게 불길한 일이 닥칠 것 같아 불안하십니까?	예	아니오
7. 대체로 마음이 즐거운 편이십니까? *	예	아니오
8. 절망적이라는 느낌이 자주 드십니까?	예	아니오
9. 바깥에 나가기가 싫고 집에만 있고 싶습니까?	예	아니오
10. 비슷한 나이의 다른 노인들보다 기억력이 더 나쁘다고 느끼십니까?	예	아니오
11. 현재 살아 있다는 것이 즐겁게 생각되십니까? *	예	아니오
12. 지금의 내 자신이 아무 쓸모없는 사람이라고 느끼십니까?	예	아니오
13. 기력이 좋으신 편이십니까? *	예	아니오
14. 지금 자신의 처지가 아무런 희망도 없다고 느끼십니까?	예	아니오
15. 자신이 다른 사람들의 처지보다 더 못하다고 느끼십니까?	예	아니오

* 역문항: 1, 5, 7, 11, 13은 '아니오'=1점, 나머지 문항은 '예'=1점

출처: 조맹제 외(1999). DSM-III-R 주요우울증에 대한 한국어판 Geriatric Depression Scale(GDS)의 진단적 타당성 연구. 대한신경정신의학회지, 38(1), 48-63.

인정되는 경우에는 충분한 의학적 관심을 받지 못하는 것으로 평가받고 있다(이주경, 2012).

또한 노년기 우울증은 노인 스스로가 우울한 기분을 느낀다고 먼저 말로 표현하는 경우가 드물다. 대신 입맛이 없다거나 피곤하다든지, 잠을 못 자는 등의 신체적인 변화에 대한 것을 자주 호소하는 경우가 많아 노년기 우울증은 진단이 덜 되는 경향이 있고, 단순히 노화의 한 과정으로 일반인이나 의사 사이에서 잘못 이해되는 경우가 많다(이상혁, 2007).

그리고 노년기에 발생하는 우울증은 생물학적, 심리학적, 사회적 모델에 의거하여 다각도로 이해되어야 한다. 먼저, 생물학적 차원에서 노년기 우울증은 뇌영상 촬영결과 뇌실확장[28], 백질[29] 고음영(high density), 피질하 회백질 고음영 등과 같은 다양한 뇌 이상과 연관되어 있다고 보고 있다. 또한 노인의 우울증상은 다른 신체질병과 직간접적으로 관련되는 경우가 많다. 특히 파킨슨씨병, 알츠하이머병, 치매 등과 관련이 있으며, 일부는 병인도 비슷한 것으로 추정되고 있다. 노인들은 노화에 따른 자연스러운 신체적 건강 상태의 변화 외에도 역할상실 등으로 인한 사회적 고립, 경제적 빈곤, 만성질환의 고통, 배우자나 지인의 죽음 등 지금까지 거쳐 왔던 생애발달주기와는 다른 스트레스를 경험하게 된다. 생물학적으로 취약해져 있는 노년기에 경험하게 되는 이러한 사회심리적 요인들이 스트레스 반응으

28) 뇌실이란 뇌 속에 있는 뇌척수액이 모여 있는 공간으로서 뇌척수액이 지나가야 하는 통로 중에서 한 곳이 막혀 확장되는 것

29) 뇌 및 척수에서 희게 보이는 부분

로 우울증을 유발하는 것으로 보는 경우가 많다(이상혁, 2007). 하지만 그에 반해 스트레스에 대한 대처자원이나 능력은 오히려 줄어들어 스트레스로 인한 부정적 결과는 우울의 가능성으로 이어지고, 극단적으로는 자살을 생각하게 되는 위험요인으로 작용하기도 한다(김영주, 2009). 노인에게 이러한 우울이 그냥 방치되면 신체적, 인지적, 사회적 장애를 유발하고, 질병으로부터의 회복이 지연될 뿐만 아니라 삶이 질을 저하시킬 수 있다(엄인숙, 2012).

이처럼 노인들이 경험하는 크고 작은 스트레스는 불안과 마찬가지로 우울증과도 연결되어 있으며, 노인의 신체적, 인지적, 그리고 사회적 문제들을 동반하기 때문에 그 중요성이 더 부각되고 있다(정미경 · 이규미, 2010). 특히 노인의 우울에 대해서 김윤경 등(2010)은 다음과 같이 설명하고 있다. 노인의 우울증은 인생 후기 삶의 질을 저하시키고, 삶에서 있을 수 있는 기대감을 감소시키며, 생활양식의 부정적 변화로 인해 신체적 건강 수준마저도 낮추게 된다. 더욱이 노인의 우울은 삶의 여러 위기상황적 사건에 이르게 되면 쉽게 절망하게 되고, 극단적으로는 자살충동까지 느끼는 심리적 문제를 드러내게 된다. 이러한 심리적 반응은 다른 연령층에 비해 예후가 나쁜 편으로 보고되고 있다.

3) 자살생각[30)]

(1) 노인 자살생각 및 자살행동의 실태

1995년부터 10년간 전체 자살률은 인구 10만 명당 11.8명에서 26.1명으로 120% 증가한 것으로 나타났다. 그런데 같은 기간 60세 이상 노인들의 자살률은 전체 자살률 증가보다 훨씬 높게 나타났으며, 노인들 중에서도 고령자들의 자살률이 가장 높은 것으로 나타났다. 즉 60대 초반의 자살률은 17.4명에서 48명으로 175%, 70대 후반은 27.5명에서 89명으로 223%나 높아졌다(박재산 외, 2009).

이러한 현상은 국가 간 비교에서도 확인되고 있다. 2005년 현재, OECD 국가들 가운데 우리나라의 자살률이 24.1로 가장 높게 나타났다. 그런데 이 문제와 관련하여 연령별 자살률을 구체적으로 살펴보면, 75세 이상의 고령자 자살률이 OECD 국가 평균보다 8.3배 이상 높게 나타나 충격을 더하고 있다(통계청, 2009).

자살에 영향을 미칠 수 있는 요인을 파악하기 위해 자살자를 대상으로 한 연구가 불가능하고, 자살생각이 지속되면 결국 자살 시도에까지 이르는 경향성에 따라 자살생각에 영향을 미치는 요인에 대한 연구가 자살관련 연구에서 주로 이루어지고 있다. 이에 따라 우리나라 노인들의 자살생각 경험에 대해서 강은정(2005)은 노인의 26.2%가 자살생각을 경험한 것으로 보고하고 있으며, 만성질환이 많을수록 그리고 주관적 건강수준이 나쁠수록 자살생각의 경향이 높은 것으로 밝히고 있다. 또한 경제적 어려움, 친구나 배우자와의 사별, 건강문

30) 이봉재 · 오윤진(2008)의 연구를 요약

제, 고독 등의 부정적인 경험과 상황이 노인 자살생각에 유의한 영향을 미치는 요인으로 나타났다(최정민, 2010).

통계수치로 나타난 노인의 자살행동은 노인인구의 급증과 관련된 다양한 노인문제들 가운데 하나로서 우리 사회가 관심을 가져야 할 중요한 문제임에 틀림없다. 통계청(2005)에 따르면 2005년의 전체 자살자 수는 12,047명이었으며 이 가운데서 65세 이상의 노인 자살자 수는 3,401명으로서 전체 자살자 중 노인 자살비율은 28.2%로 파악되었다. 이러한 통계치는 2005년 65세 이상의 노인인구가 9.1%임을 감안할 때 전체 자살자 중 노인인구의 자살률이 노인 인구비에 비하여 2.98배 높음을 알 수 있다. 이와 같은 노인인구의 높은 자살률과 더불어 노인의 자살사망률 또한 매년 크게 증가하는 추세이다. 2001년부터 2004년 사이에 집계된 연령별 자살사망률 자료에 의하면 60대의 자살률은 인구 10만 명당 30.7명에서 51.5명으로 167%, 70대는 43.9명에서 81.9명으로 186%, 80대 이상은 62.4명에서 127.1명으로 203%나 폭증하고 있다. 이는 10대와 20대가 같은 기간 각각 112%와 123%의 증가율을 보이는 것과 비교할 때 노인의 사망원인 중 자살이 차지하고 있는 비율의 심각성을 분명히 나타내는 것이라 할 것이다(통계청, 2005).

노인의 자살생각은 자살연구에서 중요한 의미를 가진다. 자살생각은 인간에게 나타나는 보편적인 현상일 수도 있고, 자살생각을 경험하였다고 할지라도 실제로 자살 또는 자살시도를 하지는 않지만, 자살생각은 자살시도의 중요한 예언지표가 될 수 있기 때문에 노인들의 자살행동을 예방하고 늘어나는 자살행동에 대처하기 위한 방안을 모색하기 위해서는 이들이 가지고 있는 자살생각에 대한 이해가 중요한 전제가 된다고 할 것이다.

한편 전체 노인가구 중 독거노인가구가 차지하는 비율이 지속적으로 증가하고 있으며 이들의 자살률이 일반노인의 세 배에 가까운 것으로 파악되고 있다. 특히 고독과 소외 속에서 살아가는 이들 독거노인의 경우 일반노인의 경우보다 신체적 건강 상태뿐 아니라 정신적, 정서적 건강 상태에 있어서 많은 취약성을 지니고 있는 것으로 알려져 있으며 경제적 어려움과 낮은 사회적 관계망 등으로 인해 노인자살의 측면에서도 가장 취약한 상태에 놓여 있다고 볼 수 있다. 따라서 독거노인가구의 자살위험에 대한 체계적인 연구와 그에 기초한 자살 예방을 위한 지원 대책이 절실하다고 할 것이다.

(2) 노인의 자살에 영향을 미치는 요인들

① 인구학적 요인

노인의 자살사망률은 성별, 연령, 거주지역 등에 따라서 차이가 있는 것으로 나타났다. 먼저 남성이 여성에 비해 자살사망률의 수준이 높은 것으로 보고 있다. 통계청(2005) 자료에 의하면 2004년 인구 10만 명당 자살사망률이 남성의 경우 60대에서 84.5명, 70대에서는 128.9명, 그리고 80대 이상은 208.6명으로 나타났지만 여성의 경우에는 60대는 23.5명, 70대 54명 그리고 80대 이상이 93.6명으로써 여성노인이 남성노인에 비해 현저히 낮은 자살사망률을 나타내고 있다. 같은 자료에 의하면 연령계층도 노인들의 자살생각과 깊은 관련이 있음을 알 수 있다. 즉 나이가 적은 노인보다는 고령의 노인일수록 자살사망률이 높게 나타났다. 노인들의 가정환경, 가족관계 및 배우자유무 등도 노인들의 자살사망률과 관계가 있는 것으로 나타났다. 즉 배우자의 부재 혹은 상실로 홀로 된 노인들의 자살 가능성이 높으며(김형수, 2000), 도시에 사는 노인과 최근에 주거를 이동한 노인 등의 자살률이 상대적으로 높게 나타났다(김현순 · 김병석, 2007).

한편 강은정(2005)에 의하면 전국단위의 조사자료에서 노인계층의 경우 단독가구에서 자살생각을 더 적게 하는 것으로 밝히고 있다. 이는 일반적으로 자녀 수가 많을수록 노인들의 생활만족도가 높으며(양숙미 · 홍숙자, 2003; 오승환 · 윤동성, 2006), 자녀를 비롯한 가족의 유무는 노인에게 있어서 노년에 직면하는 문제에 대한 긍정적 대처자원으로 기능할 가능성이 높다는(유광수 · 박현선, 2003) 연구결과들과 비교할 때 일반적인 논의들과는 불일치하는 면이라고 할 수 있다.

배우자 사별이나 이혼의 경우에도 자살위험이 증가하는 것으로 알려져 있는데(배지연, 2004; Holkup, Tang, & Titler, 2003), 박봉길과 전석균(2006)의 연구에서는 결혼 상태와 관련하여 배우자가 없는 집단의 노인이 배우자가 있는 집단의 노인보다 자살생각의 정도에서 상대적으로 높았으나 통계적으로 유의미한 차이는 없었다. 앞선 연구에서 독거노인의 경우 남성 독거노인은 학력이 높을수록, 여성 독거노인은 학력이 낮을수록 자살생각의 정도가 높게 나타나는 연구결과를 보이는 것으로 밝혀졌다(장미희 · 김윤희, 2005; Kim, 2002). 하지만 박봉길과 전석균(2006) 및 배지연, 김원형과 윤경아(2005)의 연구에서는 학력 정도와 자살생각의 평균비교에서 집단 간 유의미한 차이는 없었다.

② 사회경제적 요인

기존연구에 의하면 소득, 직업, 고용 상태 등과 같은 사회경제적 요인들은 노인의 자살사망률과 관련이 있는 것으로 나타났다(정호영 · 노승현, 2007).

통계청 조사에 의하면 60세 이상 노인의 생활비나 용돈마련방법은 본인 및 배우자 부담이 55.9%, 자녀 또는 친척지원이 40.1%로 나타났고 노인의 생계수단으로 67.4%는 남에게 일부 또는 전부를 지원받아 생활하는 것으로 나타났다(통계청, 2003).

한편 노인 개인의 경제수준은 노인들의 생활전반에 영향을 미치게 된다. 퇴직으로 인하여 소득원을 상실하거나 취업기간에 비하여 줄어든 수입으로 인해 노인들은 일상적 활동과 여가생활의 위축을 경험하게 된다. 이로 인해 노인들은 소외감과 수치심, 상실감 등을 통해 삶의 만족도와 자존감에 손상을 입을 수도 있다. 그래서 선행연구들에 의하면 경제적 어려움과 비고용 상태는 노인들의 자살생각에도 영향을 미쳐 경제적 어려움이 심할수록 자살생각의 수준도 높은 것으로 보고하고 있다(강은정, 2005; 김형수, 2000; 장미희 · 김윤희, 2005). 그러나 배지연 외(2005)의 연구에서는 경제수준이 응답자의 자살생각에 유의미한 설명변인으로 작용하지 않는 것으로 밝히고 있다.

③ 건강 및 심리사회적 요인

노인의 자살사망에 영향을 미치는 요인들 중에서 가장 중요한 요인들 중 하나는 건강 상태와 관련이 있다(강은정, 2005; 김형수, 2000; 장미희 · 김윤희, 2005). 즉 생애발달단계에 따라 자살을 구분할 때 다른 연령층과 달리 노년기 자살의 두드러진 특징은 신체적 질환과 자살이 밀접한 연관성이 있다는 점이다(김수현 · 최연희, 2007). 이와 관련하여 선행연구들은 자살생각이 모두 자살기도와 자살사망으로 이어지는 것은 아니지만 만성질환을 가지고 있거나 건강수준이 나쁘다고 생각할 때 노인들은 자살을 생각할 정도의 심리적 부담감을 불러일으키는 것으로 보고하고 있다. 실제로 자살기도로 응급실에 실려온 노인들의 자살동기를 보면 건강문제가 가장 많은 것으로 알려져 있으며(이은경, 2006), 노인자살의 취약성 요인을 분석한 연구에 의하면 암, 당뇨, 중풍, 심장질환 등 신체건강문제가 자살을 촉발하는 주요한 개인적 요인이라고 보고하고 있다(김효창 · 손영미, 2006).

또한 노인의 자살은 사회급변과 개인적 상실, 스트레스 등과 무관하지 않으며 이러한 스트레스원들은 심각한 심리적 좌절을 초래하여 자살을 선택하게 만드는 것으로 알려져 있다. 자살을 이끄는 심리사회적 요인에 관한 연구는 지금까지 많이 이루어져 왔다(김태현, 한은주, 2004; 김현순 · 김병석, 2007; 김혜영, 2006; 박봉길 · 전석균, 2006; 서경현 · 김영숙, 2003). 노년기의 우울은 가장 보편적이고 흔히 나타나는 심리사회적 증상으로서 삶의 만족도에 부정적인 영향을 끼칠 뿐 아니라 노인자살의 위험도를 높이는 요인으로 인정받고 있다(허준수 · 유수현, 2002). 노년기에 경험하는 신체적 쇠퇴, 퇴직으로 인한 역할상실과 분노, 배신감, 좌절감 등과 같은 정서적 고통, 배우자 및 지인들과의 사별 등은 노년기의 우울을 증폭시키는 요인으로 작용하게 된다(김현순 · 김병석, 2007). 그래서 실제로 한 조사에 의하면 자살을 시도하는 노인의 40~80%가 우울증상을 보이는 것으로 보고하고 있다(Conwell, 1997). 또한 우울성향에 정적관계 속에서 영향을 미치는 과

또한 음주, 고독, 절망감, 낮은 자아존중감과 삶의 만족도 등은 우울 성향과의 높은 상관관계 속에서 노인자살과 관련이 있으며 사회적 지지의 결여 또한 노인의 자살 위험을 증가시킨다고 선행연구들은 밝히고 있다(김형수, 2000).

노인들이 지각하는 스트레스의 수준 또한 노인자살과 깊은 관련성이 있는 것으로 나타났다(이미애 · 남기민, 2007). 스트레스는 생애주기 전체에 걸쳐 경험할 수밖에 없는 일반적 현상이지만 노년기에 경험하는 스트레스의 경우 스트레스를 가져오는 삶의 부정적 사건들은 증가하는 반면 스트레스를 경감시키기 위한 대처자원이나 능력은 이전보다 줄어들기 때문에 스트레스를 가져오는 부정적 사건의 영향이 이전보다 커지고 그로 인해 자살을 포함한 스트레스의 부정적 결과와의 연관성도 높아지는 것으로 알려져 있다(김현순 · 김병석, 2007). 노인의 자살생각에 영향을 미치는 요인에 대한 연구에서, 선행연구들은 노인들이 부정적 삶의 문제들에 직면하면 자살을 생각하게 되며 스트레스가 누적되면 심리적으로 불안, 초조, 긴장 등의 현상이 나타나 자살에 이르기도 하는 것으로 보고 있다(서인균 · 고민석, 2011). 많은 경우 자살생각의 원인이 경제적 어려움, 가족관계의 붕괴, 건강의 악화 등과 같은 스트레스에서 기인하는 것으로 알려져 있다(박재산 외, 2009; 최정민, 2010).

개인이 가지고 있는 자아통제감(sense of control)도 노인의 자살과 관련되어 있음을 밝힌 연구도 있다(한미정, 2002). 노년기에 나타나는 직업상실, 경제적 소득감소, 건강악화, 배우자 상실과 기존 관계망의 와해 등은 노인의 자아통제감을 저하시키는 요인으로 작용할 수 있다. 일반적으로 자아통제감은 개인이 특정한 상황에 직면할 때 자신에게 일어난 사건이 자신의 행동 여하에 어느 정도 달려 있다고 지각하는지 그 정도를 가리키는 것인데 이러한 자아통제감이 노년기의 심리적 적응에 긍정적인 영향으로 작용하는 보호요인으로 받아들여지고 있다(정순둘, 2003). 그렇기 때문에 자아통제감이 낮을 때 노년기에 직면하는 어려움들이 무가치함과 자기학대로 이어지고 나아가 자살로 연결되는 것으로 보고 있다(박봉길 · 전석균, 2006). 특히 노인의 자아통제감이 죽음불안에 미치는 영향을 분석한 한미정(2002)의 연구에 의하면 노인의 높은 자아통제감은 죽음불안을 감소시키는 설명변인으로 작용하였으며 이는 일반적으로 받아들여지고 있는 자아통제감의 보호요인으로서의 기능이 노인이 지각하는 죽음불안에서도 개인을 보호하는 심리적 기제로 볼 수 있는 결과라고 할 것이다.

자살생각을 많이 할수록 실제로 자살시도의 위험이 증가하기 때문에 노인들의 실제 자살률을 낮추기 위해서는 자살생각을 줄여야 하며, 여러 연구들에서 확인한 바와 같이 노인의 자살생각에 유의미한 영향을 미치는 스트레스를 감소시키는 노력들이 있어야 할 것이다.

4) 음주문제

노년기의 음주문제는 다른 발달단계에 비해 알코올이 미치는 영향이 더 크다는 점에서 노인들에게 심각한 결과를 가져올 수 있다. 권중돈 등(2012)은 노인의 음주문제와 스트레스에 대해서 다음과 같이 설명하고 있다.

노인들은 같은 양의 음주를 하더라도, 젊은 사람들에 비해 음주로 인한 피해를 더 많이 입게 된다. 예를 들어, 노인이 술을 마실 경우, 특별히 고도음주는 비음주자에 비해 알코올 의존, 간경화, 구강암, 식도암, 후두암, 간암 등으로 사망할 위험이 3~7배가량 더 높은 것으로 알려져 있다. 더욱이 음주는 치매 위험을 높이는 등 노인들의 정신건강에도 부정적이며, 법규 위반, 폭행, 사고 등 음주로 인한 부정적 사건들로의 연결 가능성도 높게 나타난다. 노인의 문제음주는 젊은 성인의 문제음주와 비교하여 다음과 같은 다른 특성을 가진다. 먼저, 노인들은 젊은 성인에 비해 폭음은 아니지만 매일 꾸준히 마시는 행태를 보인다. 또한 노인들은 다른 연령층에 비해 음주와 관련된 의료비 지출 비율이 높은 특성을 보인다. 따라서 노인들은 적은 양의 음주로도 더 큰 부정적 결과를 가져올 수 있는 위험이 있다. 그리고 노인들은 음주를 자신들의 고독감, 사회적 역할 상실, 소외, 신체적 질병, 경제적 어려움 등 노년기에 직면하는 다양한 스트레스에 대한 대처방식으로 선택한 행위로서의 의미를 가진다. 이러한 노인들의 음주행태는 스트레스에 대한 대처방식 가운데 회피적 반응이라는 분석이 있다. 즉 스트레스에 대한 반응으로 음주를 선택했다는 것이다. 실제로 알코올중독 노인을 대상으로 한 연구에서 생활스트레스와 음주문제는 상관관계가 있음을 보고하고 있으며, 또 다른 연구에서는 노인들이 지각하는 생활스트레스는 음주문제에 대하여 정(positive)의 직접효과를 가지는 것으로 나타났다.

4. 스트레스 대처자원과 노년기 삶의 질

똑같은 수준의 스트레스 상황일지라도 개인에 따라 그것이 스트레스로 작용할 수도 있고, 작용하지 않을 수도 있다. 즉 개인이 가지고 있는 여러 가지 심리적인 특성에 따라 스트레스 지각과 반응에 큰 차이가 있을 수 있다. 그리고 개인은 어느 한 가지 대처만을 사용하는 것이 아니라 여러 가지 종류의 대처방법을 종합적으로 사용하면서 자기 자신의 독특한 반응양식으로 스트레스 상황에 대처하게 된다(김애경, 2003). 또한 Lazarus와 Folkman(1984)에 의하면 스트레스에 대한 반응은 스트레스를 유발하는 사건에 대하여 개인이 어떻게 지각하는지에 따른 인지 과정과 그 사건을 다루기 위해 개인이 활용할 수 있는 대처자원에 달려 있고, 대처자원은 인지적 평가에 의해 결정되는 대처방식을 매개하는 요인으로서 역할을 할 뿐만 아니라 스트레스 반응에 영향을 미치게 된다(강광순 · 오상은, 2012).

따라서 스트레스를 경험한다고 해서 모든 노인이 똑같은 수준의 불안과 우울을 느끼거나 자살생각 등을 경험하는 것은 아니며, 개인의 성격특성과 대처자원 등에 따라 스트레스로 인한 부정적 결과를 덜 경험할 수도 있는 것이다. 한편 개인이 스트레스에 취약한 요인들을 많이 가지고 있다면 스트레스 사건에 견디는 힘이 적어 쉽게 스트레스의 지배를 받게 될 것이다. 이에 비해 취약요인을 적게 가지고 있는 개인은 스트레스 상황에 직면했다고 해서 반드시 신체적 질병과 심리적 불안 등이 발생하는 것이 아니기 때문에 노인 스트레스 이해를 위해서는 개인적인 특성을 함께 고려하는 것이 필요하다(임주영 · 전귀연, 2012). 노인 스트레스 연구들에서는 주로 다음과 같은 대처자원들이 언급되고 있다.

1) 성인자녀의 지지

노인들은 연령이 높아질수록 신체적, 정신적 기능의 저하와 소득의 감소로 인하여 의존성이 증가하게 된다. 따라서 생활을 위해 누군가의 도움이 필요한데, 사회적 지지의 확보는 노인들로 하여금 스트레스로 인한 부정적 결과들을 감소시켜 주는 효과가 있는 것으로 알려져 있다.

특별히 노인의 스트레스와 성인자녀의 지지에 대해서 김미령(2012)은 다음과 같이 정리하고 있다. 노년기에 경험하는 질병, 고독, 역할 없음, 경제적 어려움 등의 스트레스 상황 속에서 이들이 지각하는 사회적 지지는 중요한 스트레스 대처자원이 될 수 있다. 하지만 노년기에는 결혼생활을 함께 했던 배우자와의 사별은 물론이고, 동료나 친구들이 먼저 세상을 떠나거나 치매, 질병 등으로 삶을 함께 하기 어려운 일들로 인해 사회적 지지의 출처들이 많이 줄어들게 마련이다. 그리고 노년기에 접어들어 새로운 대인관계를 형성하기도 쉬운 일이 아니기 때문에 성인자녀와의 관계는 노년기에 있어서 중요한 사회적 지지의 출처가 될 수밖에 없다. 또한 부모가 노령이 되면 지금까지 부모-자녀간의 관계에서 이루어진 역할이 변해 주로 노령의 부모가 성인자녀로부터 다양한 도움을 받는 관계로 바뀌게 된다. 즉, 노령의 부모는 성인자녀와의 접촉이나 계속적인 관계를 유지하고자 하며 필요에 따라 도움받기를 원하는 것이다. 특히 노령의 부모가 질병으로 인해 건강상의 문제가 있거나 경제적으로 안정적이지 못한 경우, 그리고 배우자와의 사별로 인해 고독감을 느끼게 될 때, 노령의 부모에게 있어서 성인자녀에 대한 기대와 의존도는 높게 마련이다.

하지만 노령의 부모와 성인자녀와의 관계는 핵가족화, 저출산으로 인한 가족규모의 축소 등 현대사회의 특성으로 인한 시간적, 공간적 제약으로 인해 긴밀한 유대관계를 형성하는 데 많은 제한을 받고 있다. 또한 자녀와의 원만한 관계는 하루아침에 이루어지는 것이 아니며, 전 생애를 통해서 형성된 것이라고 할 수 있다.

그럼에도 불구하고 자녀들로부터의 사회적 지지가 많을수록 노인들은 행복감을 느꼈으며, 자녀와의 관계가 부정적일수록 노인들의 우울수준은 더 높은 것으로 나타났다. 그리고 성인자녀와 가까이 살 경우, 노인들은 행복감을 더 느꼈으며 우울감은 더 낮게 나타났다. 또한 성인자녀와의 접촉빈도가 높을수록 우울감이 감소되었으며, 성공적 노화에 긍정적 영향을 미치는 것으로 선행연구들은 보고하고 있다.

그런데 안타까운 사실은 앞으로 노년기를 맞이할 인구집단에 있어서는 이들이 노년기에 직면하는 스트레스에 대한 대처자원으로서 성인자녀의 지지를 이전 세대보다 더 기대하기 어렵다는 사실이다. 즉 가족제도의 변화, 여성의 사회참여로 인한 자녀 수의 감소로 미래의 노인세대들은 성인자녀로부터의 사회적 지지를 기대하기 힘든 현실에 직면하게 될 것으로 보인다.

2) 낙관주의와 가족탄력성

낙관주의는 자신의 삶에서 나쁜 일보다는 좋은 일이 더 많이 일어날 것이라는 신념이다. 이러한 낙관주의는 시간과 상황에 걸쳐 비교적 안정적으로 유지되는 개념이며, 여러 가지 성격특성과 깊은 관계를 가지는 개념이다.

그런데 이러한 낙관주의는 특별히 노인의 삶의 만족도에 영향을 미치며, 노년기에 겪게 되는 신체적, 심리적, 사회적 어려움과 문제들, 즉 스트레스를 극복하는 능력에 영향을 미치는 것으로 알려져 있다. 그래서 낙관주의의 수준이 높을수록 긍정적 정서의 수준도 높게 나타나며, 질병 이후 건강의 회복을 예측하는 데 있어서도 유의한 요인으로 받아들여지고 있다(정미경 · 이규미, 2010).

일반적으로 탄력성(resilience)은 위기적인 상황에 있는 개인이 역경이나 고난을 이겨내는 긍정적인 힘을 의미한다(최정민, 2010). 특별히 노년기에 해당되는 사람들에게 있어서 탄력성은 이들이 취할 수 있는 가장 중요한 스트레스 대처자원의 하나로 여겨진다(남기민 · 이정은, 2012).

한편 노년기의 가족관계는 은퇴로 인한 사회관계의 축소, 질병으로 인한 건강문제, 경제적 빈곤 등의 이유로 이전보다 훨씬 더 중요한 사회적 지지를 제공해 주는 출처로서 역할을 하며 심리적 안정감, 유대감, 소속감을 제공해 주는 가장 중요한 사회적 관계망으로 작용하게 된다. 이에 대해 Walsh(1996)는 가족탄력성을 가족이 스트레스에 견디고 어떠한 위험이나 위기상황에 잘 적응하거나 성공적인 적응을 하는 원리라고 설명하고 있으며, McCubbin과 McCubbin(1988)은 가족이 위기상황에 잘 적응하고 변화에 직면하여 혼란에 저항하도록 돕는 가족의 특징, 차원, 속성이라고 정의하였다.

따라서 탄력성의 개념에 가족의 개념이 더해진 가족탄력성은 노년기에 있어서 스트레스와 위기상황에 대처하는 가족관계의 긍정적인 능력을 의미하는데 노인들의 성공적인 노화를 좌우하는 기본요건의 하나로 여겨지고 있다. 실제로 뇌졸중 노인과 치매노인 부양가족을 대상으로 한 가족탄력성의 조절효과가 지지되었으며, 지역사회 거주 60세 이상 노인을 대상으로 한 조사연구에서도 가족탄력성이 높을수록 노인들의 일상생활 스트레스가 낮은 것으로 조사되었다(남기민 · 이정은, 2012).

3) 삶의 의미

사람들은 역경이나 어려움으로 인해 고통을 겪고 이를 극복하고자 할 때, 내가 왜 사는가? 무엇을 위해 살며, 무엇 때문에 사는가? 등과 같은 질문에 대한 답을 찾고자 하는 삶의 의미를 추구하면서 위기와 고난에 적응하고자 한다.

한편 '삶의 의미'는 개인의 안녕감을 예언해 주며, 스트레스의 부정적인 영향으로부터 개인을 보호해 주는 적응적 기능을 하는 것으로 여겨지고 있다. 그래서 높은 스트레스 상황 속에서도 '삶의 의미'는 사람들의 정신건강을 유지시키는 것으로 알려져 있다.

특별히 '삶의 의미'는 남은 삶의 시간들이 많은 젊은이들보다는 그렇지 않은 노인들에게 더욱 절실하고, 심리적 접근성이 높은 개념일 수 있다. 왜냐하면 노인들에게 있어서 삶의 의미는 지나온 날들에 대한 의미 부여이자 앞으로 남은 시간들에 대한 희망을 찾도록 돕는 차원에서 에릭슨이 언급한 자아통합으로 나아가는 데 중요한 개념이 될 수 있다.

실제로 선행연구들은 이러한 삶의 의미가 높을수록 삶의 만족, 행복감, 자존감, 삶에 대한 긍정적 태도의 수준이 높게 나타나는 것으로 보고하고 있다. 노인들에게 있어서도 삶의 의미 수준이 높을수록 정신건강 수준도 높게 나타났으며, 삶의 의미가 부족할수록 높은 우울과 불안증세를 보이는 것으로 나타났다. 그리고 삶의 의미를 충족하고 있는 집단보다 충족하고 있지 못한 집단에서 죽음불안의 정도도 높게 나타났다(서수균 외, 2012).

4) 자기통제감

자기통제감(sense of mastery, sense of control)은 본인의 의지와 노력으로 삶을 이끌 수 있다는 믿음과 적극적인 자세를 의미한다. 자기통제감에서는 개인적 독립성과 자립을 강조하기 때문에 성공적인 노화를 위해 노년기 자기통제감의 유지 및 증진은 중요시된다.

특히 스트레스 연구에서 자기통제감은 정서적인 안정감을 가져오는 데 있어서 중요한 심리적 자원으로 인정받고 있다. 즉 자기통제감이 다양한 스트레스 상황에서 신체적 · 심리적 건강을 보호하고, 증진시키는 데 유익한 역할을 하는 것으로 밝혀졌다.

자기통제감이 긍정적인 영향을 미치는 영역으로는 정서적 안정감과 생활만족도와 같은 심리정서적 영역뿐만 아니라 생리 · 신체적 영역도 포함된다. 그래서 선행연구결과들은 자기통제감이 높은 사람일수록 신경내분비 반응이 왕성하고 면역력이 높은 것으로 보고하고 있다. 하지만 최근에 경험한 부정적인 생활사건은 자기통제감을 감소시키고, 노인들로 하여금 무력감이나 체념을 경험하도록 영향을 미치며, 배우자가 없는 경우 그리고 교육수준과 경제수준이 낮은 경우 자기통제감이 낮은 것으로 밝히고 있다(장유리 외, 2008). 이러한 결과를 통해 볼 때, 노년기 자기통제감 증진을 위한 개입이나 사회적 프로그램 개발의 중요성을 알 수 있다.

5) 자아존중감

자아존중감(self-esteem)은 자신에 관하여 느끼는 감정, 즉 자신에 대해 얼마나 호의적 혹은 비호의적으로 느끼는가에 대한 자기평가의 정도를 의미한다. 만약 자아존중감이 높다면 이것의 의미는 자기평가가 긍정적이라는 의미이며, 자신이 능력 있고, 성공적이고, 가치 있다고 믿는 정도가 높다는 것을 뜻한다.

자아존중감이 중요한 이유는 많은 연구결과가 개인의 바람직한 성격발달과 환경적응 및 긍정적인 자아실현을 이해하는 데 있어서 자아존중감이 핵심적인 요소라고 밝히고 있다는 점이다. 그리고 개인의 신경증과 부적응의 기저에는 자아존중감의 문제가 내재되어 있음을 밝히고 있으며, 자아존중감이 낮은 사람들 가운데는 우울하고 불안한 정서 상태를 나타내는 경우도 있다.

노인들에 있어서도 자아존중감은 이들의 신체적 · 정신적 건강에 많은 영향을 미치는 것으로 보고 있다. 즉 자아존중감이 낮으면 질병에 걸리기 쉽고, 자신의 삶을 조절할 수 없을 것처럼 느끼는 것으로 보고 있다. 그리고 자아존중감이 낮은 노인은 무기력해지고, 다른 사람의 결정에 의존하게 되며, 자신이 능동적으로 주변환경을 조절할 수 있다는 능력에 대한 신념이 낮은 결과를 초래하는 것으로 나타났다(김현순 · 김병석, 2007).

그런데 문제는 노년기에 이르게 되면 건강의 상실, 소득의 감소, 사회적 역할과 지위의 상실로 인해 점점 더 자아존중감이 저하되는 경험을 하게 된다. 이때 자아존중감이 낮은 사람은 자아존중감이 높은 사람에 비해 일상적인 사건을 더 부정적으로 평가하고, 스트레스에 의해 영향을 더 많이 받을 가능성이 높다. 하지만 자아존중감이 높은 사람은 반대로 같은 스트레스 자극을 받더라도 덜 무기력하며, 다른 사람의 결정에 의존하기보다는 주변환경을 자신의 힘으로 조절할 수 있다는 자신에 대한 신뢰를 더 강하게 보일 것으로 예상할 수 있다.

6) 종교생활과 영적 안녕감

일반적으로 종교는 사람들에게 마음의 평화와 안정감을 제공해 주고, 어려움이 닥쳤을 때 그것을 극복해 나가는 데 도움을 주는 여러 가지 차원의 자원들을 제공해 주는 것으로 평가받고 있다(한내창,

2002). 특히 노년기에 미치는 종교의 영향을 다음과 같은 세 가지 차원에서 설명할 수 있다. 먼저, 자신의 삶이 결코 무용하거나 헛되지 않다는 확신을 갖도록 하며, 인간의 고통이나 죽음을 사후세계에서의 새로운 삶이라는 궁극적 희망으로 노인들을 유도한다. 또한 노년기에 따르는 고독과 질병 등의 문제를 긍정적으로 수용하도록 해석의 틀을 제공해 준다. 그리고 마지막으로 종교는 노인들로 하여금 자신의 기대와 현실과의 불일치에서 오는 갈등을 스스로 조절하도록 자아를 구축해 준다(전혜정, 2004).

전혜정(2004)은 인간 발달단계 차원에서 노년기 종교활동의 특성을 다음과 같이 설명하고 있다. 노년기에는 신체기능의 저하, 건강의 악화 등으로 인해 종교활동에 자주, 오랜 시간 참여할 수 없기 때문에 참여나 활동의 종교성(religious activity)은 점차 약화된다. 하지만 이러한 신체적 제한이 종교적 믿음(religious belief)은 더 강화시키는 결과를 가져온다. 즉 몸이 불편하기 때문에 종교적 활동에 참여하는 것이 어려워짐으로써 노인들은 더 자주 기도하고, 신비한 종교적 경험을 더 중시하며, 종교적 시각과 가치에 의존해서 자신을 둘러싼 모든 문제를 이해하려는 경향이 강해진다는 것이다.

노인들은 은퇴하기 직전까지 열심히 그리고 왕성한 사회적 역할을 수행하였음에도 불구하고 제도적으로 규정된 정년제한의 적용으로 인해 모든 사회적 역할에서 물러날 것을 강요받게 된다. 그로 인해 많은 노인들은 의기소침, 무력감, 소외감 등을 경험하면서 심리사회적 어려움을 겪게 된다. 또한 노화의 과정에서 고질적이고 만성적인 질환에 시달리게 되며, 의료비 지출은 증가하는 데 비해 수입은 감소함으로 인해 경제적 어려움에 직면하게 된다(한내창, 2002). 그런데 생애주기별 종교성의 변화를 연구해온 학자들에 따르면, 사람들은 나이가 들수록 종교에 대해 관대해지거나 동조적인 태도를 취하는 경향이 있으며 노년기로 갈수록 개인의 삶에서 종교가 차지하는 비중과 의미가 높아지는 것으로 나타났다(전혜정, 2004). 이는 노화에 따라 신체적으로 연약해지고, 만성질환의 고통이 심화되면서 심리적 · 영적으로 의존도가 높아진 결과로 볼 수 있다. 또한 노인들은 은퇴 이후 사회적 배제와 소외감을 느끼게 되고, 배우자나 친한 친구와 친척의 죽음을 목도하면서 노인들이 종교활동을 새롭게 시작하거나 지금까지의 종교생활을 더 강화하는 계기를 제공하는 것으로 보고 있다(최금주 · 이수한, 2007). 그래서 종교가 노인들로 하여금 그들이 직면한 노년기의 여러 가지 현상들을 보다 긍정적으로 보게 하고, 이를 극복하려는 의지를 심어 준다는 차원에서 노년기에 지각하는 스트레스를 대처하는 데 있어서 매우 중요한 의미를 지닌다고 할 수 있다(한내창, 2002). 이처럼 생애발달단계의 마지막 단계인 노년기에 직면하는 문제를 승화시켜 생을 마감하는 데 도움을 주는 종교활동은 노인들에게 정서적 지지를 제공해 주는 중요한 원천이 될 수 있다.

또한 노인들에게 있어서 종교생활과 영적 안녕감은 그들이 노년기에 경험하는 스트레스에 대한 해석의 틀을 제공해 주어 역경, 고난, 및 생활에서 직면하는 스트레스 사건들에 대한 중요한 대처방식으로 활용될 수 있음을 많은 연구에서 보고하고 있다(이금재 · 이애리자, 2011). 즉 선행연구들에 의하면 노인에게 있어서 종교는 지금까지 살아온 삶에 대한 의미를 부여해 주고, 현재 자신 앞에 놓인 일들에 대한 이해와 설명의 틀을 제공해 주는 역할을 하는 것으로 보고 있다. 예를 들어 대부분의 종교는 질병과 죽음에 대한 나름대로의 해석체계를 가지고 있기 때문에 노인들은 자신들이 직면하는 생활사건의 의미를 종교적인 기제를 통해 해석함으로써 심리적 충격을 완화시키는데 도움을 받는다(한내창, 2002). 그리고 종교활동은 노인들이 은퇴 이후 좁아진 사회적 활동반경을 확장시키는 데 일조할 수 있으며, 수입 감소에 따른 심리적 위축을 회복시켜 주는 활력소가 될 수 있다. 또한 노인들은 종교활동에 참여함으로써 지속적인 만남의 기회를 가지고, 상호유대감을 증진시킴으로써, 정서적 지지를 주고받을 수 있는 긍정적 효과를 얻게 된다. 이를 통해 긍정적인 자아관을 가지게 되고, 삶의 만족도를 높이는 계기가 되기도 한다(서문진희, 2010).

노인들에게 있어서 종교는 신앙행위와 관련될 뿐 아니라 사회적 관계망을 용이하게 하여 사회적 무력감 및 소외감을 해소하는 역할을 하기도 한다. 함께 종교활동에 참여하는 것은 노인들에게 소속감, 동질감, 참여의식, 자아실현 등을 얻을 수 있는 기회를 의미하기도 한다(서문진희, 2010). 또한 노인들은 공식적 또는 비공식적 종교활동에 참여함으로써 종교집단에서의 공동체감을 경험하고 노년기의 사회적 단절과 소외감을 극복하는 데 도움을 얻고 있다. 그리고 종교활동에의 참여는 종교행위 이외에도 노인들에게 사교집단에서 이루어지는 상호작용을 통해 정서적 문제의 경감이라는 효과도 얻게 된다(한내창, 2002).

5. 사회적 보호노인의 스트레스

가족과 함께 살지 못하고 가족의 보호와 수발을 받지 못한 채 시설에 거주하고 있는 노인, 신체적 장애를 가지고 있는 노인, 배우자나 자녀가 없거나 자녀가 있어도 자녀와의 교류가 단절된 채 혼자 살아가는 독거노인, 신체적 · 정신적 학대를 받는 노인, 게이 · 레즈비언 · 양성애자 · 성전환자 등의 성소수자 노인들처럼 소외와 장애, 배제 등으로 인해 사회적 보호가 요구되는 노인들의 스트레스는 일반 노인들과는 여러 가지 차원에서 차이를 보일 수 있다. 이들이 경험하는 스트레스를 각각 살펴보면 다음과 같다.

1) 시설거주 노인의 스트레스

양로시설이나 요양시설 등과 같은 곳에서 생활하는 시설거주 노인들은 부양가족이 없거나, 있어도 부양부담으로 인해 시설에 입소된 경우이다. 노년기에 시설로 생활거처를 옮겨야 한다는 것은 지금까지의 친숙했던 거주지를 떠남으로써 심리적, 사회적 단절을 의미한다. 그리고 가족의 부양과 보호를 받지 못하고, 가족과의 애착관계도 단절된 상태에서 수동적인 삶을 살아가야 한다는 피해의식이 생기기도 한다. 이런 시설거주 노인의 상태는 점차 이들의 인지, 수면, 신체기능 등에 장애를 초래하는 부정적 결과를 가져오기도 한다.

즉 이들은 가정에서의 소외, 사회활동의 상실 등으로 외부세계와의 일차적 단절을 경험하게 된다. 또한 시설에서 하루하루를 일정표에 의거해 생활함으로써 지금까지의 능동적인 삶이나 지역사회 안에서 누려왔던 자유로운 삶과는 거리가 먼 사회적 격리를 경험하는 이차적 단절이 주어진다. 이로 인해 시설거주 노인들은 지금까지와는 다른 거주환경과 함께 시설에서 마주하는 여러 사람들에 적응해야 하는 스트레스를 경험하게 된다. 이 과정에서 갈등, 고독, 우울감을 느낄 수 있고, 오히려 건강이 악화되는 문제가 발생할 수도 있다(정은 · 강수진, 2009).

노인은 가족관계를 통해서 정서적 욕구를 해결하려는 경향이 강하므로 시설에 거주하는 노인의 정신건강은 다른 부양형태의 노인에 비해 훨씬 열악한 수준으로 보고되고 있다(최선희 · 양혜원, 2004). 시설거주 노인들은 자녀가 없거나 자녀와의 관계가 단절된 것으로 간주하기 쉬운데, 시설거주 노인들도 자녀와의 관계가 지속될 수 있도록 시설거주 노인과 성인자녀 사이의 관계를 새롭게 정립하고, 그 관계를 향상시킬 수 있는 방안 마련이 시설거주 노인의 스트레스를 줄일 수 있는 한 방법이 될 것이다(최선희 · 양혜원, 2004).

2) 장애노인의 스트레스

우리 사회의 고령화현상은 장애인구의 고령화도 이끌고 있다. 또한 노년기의 대표적인 특성인 신체적 노화현상은 그 자체로 신체적 기능을 약화시키기도 하지만 각종 사고와 질병에의 노출을 증가시켜 장애노인 출현을 높이는 원인이 되고 있다(문수경 · 박은영 · 최지현, 2009). 실제로 장애인실태조사에 의하면 전체 장애인 가운데 60세 이상이 차지하는 비율이 2000년도의 28.5%에서 2011년도에 이르러서는 50.6%로 급격히 증가하는 추세를 보이고 있다(보건복지부, 2011). 또 다른 조사에 의하면 우리나라의 경우 조사대상 노인 가운데 13.6%가 등록장애인이었고, 조사대상 중 88.5%가 만성질환을 가지고 있는 것으로 나타났다. 미국의 경우에도 65~74세 가운데 26.1%, 75세 이상은 45.2%가 신체적·정신적 또는 정서적 상태로 인한 활동제약을 받고 있는 것으로 나타났다(이주경, 2012).

장애노인은 장애의 원인과 유형에 관계없이 장애로 인해 일상생활활동이 자유롭지 못한 노인을 말한다. 이영미(2011)는 노년기의 장애특성을 두 가지 측면에서 설명하고 있다. 첫째는 노인성 장애인, 즉 나이가 들어감에 따라 나타나는 여러 가지 생리학적 기능저하로 인해 노인이 되어서 장애를 얻게 된 경우이다. 이들은 청각, 시각, 그리고 신체적 장애가 대부분 노년기에 나타났으며, 연령이 증가함에 따라 그 정도가 더 심각해지는 경우이다. 둘째는 노령화된 장애인, 즉 중도장애로 인해 젊어서 장애가 발생하여 장애인으로 살아왔으며 현재는 노령에 이른 장애인이 있을 수 있다. 이들의 경우 장기적인 독거생활을 유지해 온 경우가 많으며, 기존의 장애 위에 새롭게 연령이 증가함에 따라 장애가 추가되는 경향이 있다. 국민기초생활보장법에 의한 수급자이거나 지속적인 의료지원이 필요한 경우가 많지만 노년기 이전의 삶을 잘 유지하여 장애수용과 적응력은 노인성 장애인보다 더 높은 경향성을 보인다.

신체장애로 인한 일상생활에서의 불편함은 스트레스의 근본적인 원인이 되고 있다. 예를 들어, 중풍으로 인한 장애는 장기치료를 요하기 때문에 본인이나 가족에게 재정부담을 가져오고 이 또한 스트레스 발생의 원인이 되고 있다(문수경 · 박은영 · 최지현, 2009). 신체장애노인들은 신체기능의 변화로 인해 불안, 공포, 우울 등의 정서적 문제를 경험하고, 장애로 인해 경험하는 일상생활 수행능력의 저하는 스트레스가 되고 있다(문수경 · 박은영 · 최지현, 2009).

장애노인의 경우, 노인이면서 동시에 장애를 가지고 있는 문제로 인해 사회적으로 이중차별을 경험하는 경우가 많다. 김고은 · 이종림(2013)은 장애노인의 이중차별경험에 대해서 다음과 같이 설명하고 있다. 먼저 장애노인은 '장애'와 '노인'이라는 이중적인 위험에 처한 상태를 가리킨다. 즉 장애노인은 노화로 인한 신체적 어려움과 심리적 부담감, 은퇴로 인한 역할상실 등의 경험과 동시에 장애로 인한 신체적 고통과 사회적 편견을 극복해야 하는 이중적인 어려움을 겪게 된다. 따라서 이들은 생애발달단계상 노년기가 아닌 장애인 및 비장애노인보다 더 심각한 어려움을 경험하거나 사회적으로 가장 약하고 의존적인 집단으로 취급당하는 낙인과 편견이 부여될 수 있다.

노후에도 역할을 유지하고 역할에 맞는 일들을 적극적으로 수행하는 과정은 성취감을 갖게 하여 성공적인 노년기를 보내는 데 매우 중요하다. 하지만 장애노인이 경험할 수 있는 차별 경험은 가정에서나 사회에서의 역할을 축소시키며 역할수행의 상실은 성공적 노화에 부정적 영향을 미치는 것으로 예상할 수 있다. 특히 장애노인의 경우는 이미 장애라는 신체적 기능상의 문제를 가지고 있기 때문에 일반 노인보다 정신건강문제가 발생할 수 있는 취약성을 가지고 있을 가능성이 더 크다고 할 수 있다. 따라서 이들의 경우 일반노인에 비해서 정신건강에 더 주의를 기울여야 한다(이주경, 2012).

3) 독거노인의 스트레스

우리사회는 압축적 고령화, 핵가족화, 부양의식 및 가치관의 변화 등으로 인해 독거노인이 급속히 증가하고 있는 추세이다. 일반적으로 독거노인이라 함은 배우자 및 친족, 비친족 중 누구와도 거주나 가계를 함께하지 않는 노인을 의미한다. 이러한 독거노인의 수가 2010년 이미 102만 명을 넘어섰고, 2020년 150만 명에 이를 것으로 전망하고 있다.

한편 보건복지부(2009) 조사에 의하면 이러한 독거노인들은 경제활동참여율이 낮으며 경제적으로 열악한 수준에 처해 있는 것으로 나타났다. 또한 이들은 일상생활에 지장을 받을 만큼 신체적 건강수준이 나쁜 상태이며 질병이 있어도 의료비 부담으로 치료에 적극적이지 않았다. 독거노인은 친구나 주위 사람들과의 사회적 관계가 단절되어 소외된 삶을 살아가는 경우가 많은 것도 독거노인의 특성으로 나타났다. 이러한 독거노인의 생활실태는 삶의 질을 낮추고, 필요한 사회적 지지를 받지 못한 채 소외된 삶을 살아가도록 함으로써 스트레스 지각수준을 높일 것으로 보인다. 실제로 선행연구결과에 의하면 배우자 없이 그리고 자녀와 떨어져 혼자 사는 독거노인의 경우 그렇지 않은 경우보다 스트레스가 더 높은 것으로 나타났다(김경숙 외, 2008).

또한 독거노인의 경우 주관적, 객관적인 신체적 건강 상태가 일반

노인에 비해 좋지 않은 것으로 파악되고 있다(정경희 외, 2005). 그로 인해 상대적으로 일반 노인가구와 비교하여 일상생활수행능력이 떨어지고 의료비 등 경제적 부담이 높은 것으로 나타났다. 신체적 건강상의 어려움은 정서적, 정신적 건강 상태와 삶의 만족도 같은 삶의 질에도 영향을 미치는 것으로 나타났다. 즉 돌보는 사람이 없는 독거노인들은 만성질병 등으로 인해 일상생활의 제한을 경험하며 외로움과 소외감 그리고 자존감의 상실 등을 경험함으로써 낮은 삶의 만족도를 나타내는 것으로 알려져 있다(최영, 2005). 특히 독거노인의 경우 자녀가 없거나 자녀와의 교류가 단절되어 있기 때문에 심리적, 정서적 고립감과 외로움이 일반 노인가구에 비해 더욱 높은데 이러한 상태가 독거노인의 우울성향을 높이게 되며 이로 인해 자살생각에 영향을 미치는 것으로 생각할 수 있다(서경현 · 김영숙, 2003; 이미애 · 남기민, 2007). 이와 관련하여 Durkheim은 가족응집력의 상실이 자살로 이어질 수 있음을 설명하였는데 일반적으로 독거노인보다는 2인 가구에 사는 노인이, 2인 가구 노인보다는 3인 이상 가구의 노인이 자살을 덜 생각할 것으로 받아들여지고 있다(강은정, 2005).

4) 학대받는 노인의 스트레스

법적으로 노인학대라 함은 노인에 대하여 신체적, 정신적, 정서적, 성적폭력 및 경제적 착취 또는 가혹행위를 하거나 유기 또는 방임하는 것을 말한다(노인복지법 제1조의2). 이러한 노인학대에 대하여 중앙노인보호전문기관이 밝힌 노인학대 현황 자료에 의하면 2011년도의 경우 전체 신고건수가 3,441건으로서 전년대비 12.2% 증가한 것으로 나타났다. 구체적인 노인학대 사례 유형으로는 언어 · 정서학대 2,307건, 신체학대 1,419건, 방임 1,038건의 순으로 나타났다. 이러한 노인학대 발생빈도는 1주일에 한 번 이상 1,143건, 매일 1,022건, 1개월에 한 번 이상 661건의 순이었다. 또한 노인학대 지속기간은 1년 이상~5년 미만 1,336건, 5년 이상 1,036건, 1개월 이상~1년 미만 697건의 순으로 나타났다. 따라서 노인학대는 언어, 정서, 신체학대 및 방임에 걸쳐 광범위한 수준에서 빈번히 그리고 꾸준히 이루어지는 것으로 알 수 있다.

학대피해자는 학대로 인해 오랜 상황에서 발생한 내재화된 무력감과 소외감과 불안, 공포, 수치심, 저하된 자존감, 좌절 등을 경험하는 특성을 가지게 된다. 또한 학대피해자는 자신에게 행해지는 학대에 대하여 오히려 자기 자신을 비난하는 모습을 보이기도 한다. 그리고 재정적 학대로 인해 경제적 종속상태에 놓이거나 경제적 어려움을 당하기도 한다(고재욱 · 황진수, 2010). 이처럼 노인학대에 따른 여러 가지 징후들은 노년기의 스트레스로 기능할 수 있다.

5) 성소수자 노인의 스트레스

일반적으로 남녀 간의 사랑과 그에 따르는 결혼, 성적관계, 가족관계 등의 사회적 관계를 정상적이고 보편적인 것으로 보게 되는데 그로 인해 동성애자를 비롯한 성소수자들을 차별하고 억압하는 문제가 발생하게 된다. 그래서 동성애는 역사적으로 악이나 죄로 그리고 의학적으로 질병으로 취급되어 사회적으로 지대한 탄압을 받아왔다. 실제로 19세기 후반에 이르기까지 영국에서는 동성애가 최고 사형에까지 처할 수 있는 범죄였으며, 독일에서는 형법에 남성들의 동성애 금지조항이 규정되어 있었다. 또한 의사들은 동성애자의 성적 경향성을 바꾸고자 약물치료, 혐오요법, 전기충격, 거세 등과 같은 방법을 시도하기도 하였다.

게이, 레즈비언, 양성애자, 성전환자 등의 성소수자들에 대해서 나타내는 이러한 사회적 태도는 한 마디로 '혐오'로 표현할 수 있을 것이다. 사회 일반이 이들에 대해서 나타내는 공포, 증오, 반감의 태도나 신념, 또는 행동은 과거에 비해 많이 완화되었지만 여전히 사회주류는 광범위하게 이들에 대한 혐오적 태도를 보이고 있는 것도 사실이다(이봉재, 2006). 따라서 성소수자 노인들은 대다수 이성애자 노인들이 일반적으로 노인이 됨으로써 가지게 되는 스트레스들 위에 성소수자로서 사회 일반이 그들에게 보이고 있는 편견과 차별, 혐오로부터 발생하는 부차적 스트레스를 경험하면서 노년기를 보내게 된다. 이러한 차원에서 성소수자 노인들은 이성애자 노인들에 비해 훨씬 열악한 정신건강 문제와 사회경제적 지위에 따른 문제들을 경험하는 것으로 알려져 있다. 또한 이들 노인들은 일상생활 가운데서 명백한 성소수자에 대한 차별과 부정적 태도들을 경험하면서 살아가는 것을 숙명처럼 받아들여야 했으며, 이로 인해 스스로의 성정체성을 숨기고 심지어 학대하면서 살아가는 고통을 안고 한평생을 보내기도 하였다(Kuyper & Fokkema, 2010; Wight, LeBlanc, Vries, & Detels, 2012).

한편 베이비부머들이 노년기에 접어드는 시기가 되면 이전 세대의 노인들과 달리 본인들의 성정체성을 커밍아웃하는 노인들이 늘어날 것을 전망할 수 있다. 이때 사회는 지금까지 자연스럽게 가져왔던 성소수자에 대한 스티그마(stigma), 차별 또는 편견, 동성애 혐오 등을 본인이 알고 지내던 동료 노인들이나 친인척 노인들에 적용하는 문제를 심각하게 고민할 수도 있을 것이다. 또한 이들 노인들로부터 동성결혼 합법화 요구, 동성 동거인에 대한 법적 권리의 보장, 전통적인 1차 집단에서의 관계망 복원 등이 요구될 수도 있다.

CHAPTER 06

노년기 스트레스 관리 프로그램

06 노년기 스트레스 관리 프로그램

노년기에 직면하는 스트레스를 노화에 따라 생겨나는 피부의 주름이나 검버섯, 백발과 같이 당연한 과정이나 현상으로 생각하여 방치한다면 신체적 질병뿐만 아니라 인지장애나 우울 등과 같은 심리적 문제로 이어질 수도 있다. 즉 스트레스를 제때에 효과적으로 관리하지 못할 경우, 스트레스로 인해 다양한 신체질환과 정신장애들이 새로 생기거나 더 악화될 수 있다. 실제로 신체질환의 약 80%는 스트레스성 질환이라는 보고가 있다. 스트레스를 효과적으로 관리하게 되면 정신건강은 물론이고 신체건강을 증진시키고 정신장애와 신체질환을 예방할 수 있고 삶의 질도 향상시킬 것으로 기대할 수 있다(조용래 외, 2008).

따라서 노인들이 지각하고 경험하는 스트레스의 조절을 위한 노년기 스트레스 관리 프로그램이 요구되는데, 현재 노인시설과 기관들에서 접근하고 있는 다양한 스트레스 관리 프로그램을 살펴보면 다음과 같다.

1. 아로마요법

부작용이 거의 없이 현대 사회의 다양한 스트레스 감소에 효과적인 접근으로서 향 또는 향기를 의미하는 아로마(aroma)와 치료를 의미하는 테라피(therapy)의 합성어인 아로마요법(aroma therapy)이 주목받고 있다.

비약물적인 심리, 사회환경적 접근의 하나로서 아로마요법은 인간을 자연의 한 부분으로 인식하는 바탕 위에서, 향이 가지고 있는 작용을 통해 스트레스로 인해 저하된 정신과 신체의 기능이 치유되고 개선되는 효과를 도모하고자 하는 철학을 적용하고 있다. 이를 위해 특유의 향기와 그에 따른 치료적 특성을 가지고 있는 각 식물의 꽃, 잎, 줄기, 뿌리, 열매에서 추출한 성분을 사용한다. 특유의 향기를 가지고 있는 각 식물은 화학적으로 다른 패턴으로 배열된 분자의 결합체로 각 분자들은 각각 특유의 효능을 가지고 있는 것으로 분석된다. 아로마요법에서는 방향성 식물에서 추출한 아로마 오일의 향성분이 피부나 호흡기를 통해 인체 내로 흡수되며, 혈관과 뇌 장벽을 통과하여 중추신경계에 직접 영향을 미치는 약리적 작용을 불러일으킨다(차홍선 외, 2012).

아로마요법의 일반적 효과는 스트레스와 긴장을 감소시키고, 심신의 균형을 잡아 주며, 진정 및 이완작용을 도와 혈액과 내분비계통의 순환을 증진시켜 통증 완화, 긴장 이완, 면역체계 강화 등을 지원하는 것으로 알려져 있다.

치료기능과 안전성이 입증된 아로마 오일을 이용한 아로마요법은 시간과 장소의 제약 없이 적용할 수 있으므로 가정, 노인주간보호센터, 노인요양기관, 가정봉사원 파견센터 등 지역사회 노인서비스와 프로그램 등에서 다양하게 활용할 수 있다는 장점이 있다. 실제로 아로마요법의 효과에 대한 연구결과들은 노인의 삶의 질 향상과 건강 문제 해결에 이 아로마요법을 통한 접근이 효과적임을 주장하고 있다(최승완, 2008). 예를 들어, 조선화(2005)의 연구에서 스트레스가 심한 입원노인들에게 라벤더 오일이 효과가 있었으며, 이선영(2008)은 시설노인의 스트레스에 아로마요법 손마사지가 효과가 있는 것으로 보고하였다.

이러한 아로마요법은 전 세계적으로 병원, 노인전문요양시설, 양로원 등에서 노인들의 심신을 위해 다양하게 활용 중이다.

2. 명상

노인의 스트레스 감소 방안으로 생활양식의 변경이 제안되고 있는데, 명상(meditation)은 생활양식의 변화를 가져와 스트레스로 인한 부정적 결과를 상당 부분 조절할 수 있는 유용한 방안으로 주목받는다(허동규, 2009).

노인들이 직면하는 스트레스 감소를 위해 스트레스에 대한 개인적 대처방식의 하나인 명상을 적용할 수 있다. 현대인의 바쁜 일과에 비추어 노인들은 자신이 관리할 수 있는 시간이 상대적으로 풍부한 장점이 있기 때문에 노인들은 명상을 통한 스트레스 대처를 용이하게 활용할 수 있다.

명상의 효과는 일상적으로 일어나는 반복적인 스트레스 반응을 미리 알아차리고 수용하는 태도를 가지게 함으로써 스트레스 반응을 멈추게 하거나 변화시킬 수 있다는 것이다. 즉 스트레스로 인해 일어나는 강렬한 감정이나 정서가 발생하면 그에 대한 판단이나 평가 없이 그 감정에 바로 집중하여 바라보게 하고, 그 경험에 대한 생각이나 해석을 구별하도록 하여 습관적이고 반복되는 부정적 감정에서 벗어나게 하는 식으로 대처한다는 것이다(강광순 · 오상은, 2012).

명상은 두 가지 차원에서 스트레스 관리에 효과적이다. 먼저, 명상은 우리의 몸과 마음의 긴장을 이완시킴으로써 스트레스 감소에 효과적이다. 사람들은 명상을 하게 되면 몸과 마음이 편안해짐을 느끼게 되고, 스트레스 해소는 물론이고 삶의 질 향상에도 도움이 있었음을 밝히고 있다. 또한 명상은 자기와 세계에 대한 통찰을 얻음으로써 스트레스로 인해 발생한 부정적 생각과 감정을 되풀이하지 않게 되는 경험을 한다는 것이다. 즉 명상을 통하여 스트레스를 만드는 자신의 욕망과 집착, 그리고 머릿속에서 만들어내는 복잡한 생각으로부터 벗어나 있는 그대로의 자기와 세계를 경험함으로써 스트레스에서 벗어나는 경험을 하는 것이다(안정덕, 2003).

이러한 명상의 효과를 신경생리학적으로 그 메커니즘을 설명하고자 하는 시도와, 비교집단과의 스트레스 호르몬 수준을 통해 실증적으로 증명하고자 하는 시도들도 있어 왔다. 즉 명상은 코티솔과 카테콜아민의 유의한 감소와 부신피질자극호르몬(ACTH)과 같은 스트레스 호르몬의 유의한 변화를 나타내어 인체의 항상성 유지기능과 스트레스에 대한 반응성을 감소시키는 데 효과가 있음을 몇몇 연구들에서 밝히고 있다(심준영 외, 2004). 그래서 명상을 하면 몸과 마음이 편안해져 상쾌함을 느끼게 되고, 초조함이나 스트레스 해소를 가져온다는 것이다. 또한 자연 치유력도 높아져 다소 신체의 균형이 깨진 사람일지라도 명상을 통해 건강을 되찾을 수 있다는 것이다(안정덕, 2003). 이러한 이유로 일찍이 명상이 스트레스와 불안 감소 등에 효과적인 방법으로 여겨져 유용하게 활용되어 왔으며 노년기 스트레스 관리를 위한 대처방안으로 적용 가능한 방법이라고 할 수 있다. 실제로 허동규(2009)의 연구에 의하면 명상 프로그램이 양로원 거주 노인의 스트레스 반응 감소에 유의한 영향을 미치는 것으로 나타났다. Fossel(2011)은 명상이 우리 몸에 미치는 긍정적 영향을 표 6-1과 같이 50가지로 정리하여 제시하고 있다.

표 6-1 ■ 명상이 우리 몸에 미치는 긍정적 영향

1. 이성적인 판단을 담당하는 두뇌영역인 전전두엽 피질을 움직인다.
2. 혈관을 확장시켜 혈류량을 높인다.
3. 혈압을 낮춰 준다.
4. 우울함을 덜어 주는 세로토닌 수치를 높여 준다.
5. 혈액 내의 젖산 농도를 낮춰 불안감을 줄여 준다.
6. 산소 소비의 효율성을 높여 준다.
7. 폐활량을 늘리고, 호흡이 좀 더 길어지게 해준다.
8. 깊은 잠을 잘 수 있게 해준다.
9. 근육의 긴장을 풀어 준다.
10. 생리 전에 일어나는 증상들을 줄여 준다.
11. 뇌 기능을 향상시킨다.
12. 기억력을 높여 준다.
13. 충동적인 행동을 억제하게 해준다.

14. 휴식 속에서 깨어 있는 상태를 만들어 준다.
15. 교감신경계의 활동을 줄여 스트레스를 해소할 수 있게 도와준다.
16. 관상동맥이 두꺼워지는 현상을 막아 준다.
17. 아테롬성 동맥경화증[31]의 진행을 늦추거나 막아 준다.
18. 면역체계를 강화시킨다.
19. LDL[32], 즉 나쁜 콜레스테롤 수준을 감소시킨다.
20. 지각 능력을 향상시킨다.
21. 감정적인 일들로부터 초연하게 만들어 준다.
22. 복잡한 문제를 푸는 능력을 높여 준다.
23. 뇌파의 일관성을 높여 준다.
24. 잠드는 데 드는 시간을 줄여 준다.
25. 내분비계에 조화를 가져온다.
26. 천식 환자들의 불편함을 현저하게 해소해 준다.
27. 뇌하수체를 자극하여 높은 수준의 DHEA[33]를 생성하게 만든다.
28. 통증을 조절해 준다.
29. 활성산소를 감소시킨다.
30. 운동에 대한 내성을 높여 준다.
31. 집단으로 명상을 할 경우, 사회적 스트레스, 범죄, 폭력을 줄여 준다.
32. 행복을 증가시킨다.
33. 반응시간을 빠르게 한다.
34. 마음을 관대하게 해준다.
35. 당뇨병의 위험성을 줄여 준다.
36. 부정적인 생각을 줄이거나 없애 준다.
37. 불면증을 덜어주는 멜라토닌 수치를 높여 준다.
38. 스트레스 호르몬인 코티솔을 줄여 준다.
39. 불안감을 덜어주는 엔돌핀 분비를 강화해 준다.
40. 스트레스에 잘 빠지는 오른쪽 전두엽 피질의 활동을 멈추고, 침착한 왼쪽 전두엽 피질을 활동하게 한다.
41. 공포를 담당하는 두뇌영역인 편도체의 활동을 감소시킨다.
42. 불안감과 우울증을 줄여 준다.
43. 혼란을 줄이고 명료함을 증가시킨다.
44. 소화기관의 문제를 해결해 준다.
45. 자기 스스로를 인정할 수 있게 해준다.

46. 뇌졸중의 위험을 줄여준다.
47. 자기 성찰을 많이 하게 해준다.
48. 모든 감각을 예민하게 해준다.
49. 중독 증상을 풀어 준다.
50. 신체적, 정신적, 감정적 상태의 균형을 잡아 준다.

출처: Fossel(2011). 텔로미어.

3. 호흡훈련

차분하고 평정심을 유지할 때, 우리의 호흡은 규칙적이고 부드럽지만 긴장과 불안, 스트레스 상황에 처할 때 우리의 호흡은 거칠고, 빠르며, 불규칙적인 경험을 하게 된다. 이러한 사실에 주목하여 호흡을 통해 뇌하수체의 기능에 영향을 미치고, 교감신경계의 활동을 감소시킴으로써 긴장을 완화하고, 스트레스 상황을 조절할 수 있다고 보는 것이 호흡훈련이라고 할 수 있다(이현우, 2006).

특히 복식호흡을 통한 호흡훈련은 깊은 호흡을 함으로써 신경생리학적으로 횡격막이 미주신경을 자극하며, 부교감신경이 활성화되어 주의와 정서조절이 촉진된다. 그 결과 마음과 신체의 균형을 이루어 스트레스 상황이 치유되는 것이라고 본다(강광순 · 오상은, 2012).

31) 아테롬성 동맥경화증(arteriosclerosis)은 세포 부스러기, 지질, 칼슘 등의 덩어리가 동맥의 안쪽에 축적되는 만성질환이다.

32) Low-density lipoprotein(LDL) 콜레스테롤은 심혈관계 질환 발생 위험을 높인다.

33) 부신에서 대부분 만들어지는 디하이드로에피안드로스테론(Dehydroepiandrosterone: DHEA)은 스테로이드 호르몬으로 학습능력 향상 및 노화방지에 효과적이라고 알려져 있다.

복식호흡은 평상 시 우리가 호흡방식에 대한 아무런 의식 없이 산소를 취하고, 이산화탄소를 뱉는 흉식호흡과는 달리, 공기를 들이마실 때 코로 깊이 들이마시면서 의도적으로 아랫배를 쑥 내밀어 공기가 배꼽에서 4~5cm 아래 부위인 하단전까지 깊숙이 들어가도록 하고, 내쉴 때는 입과 코를 통하여 밖으로 내쉬면서 아랫배를 의도적으로 쑥 들어가게 하는 호흡법을 말한다(안정덕, 2003).

이러한 호흡법은 심박동과 혈압 및 불안을 낮추고, 주관적 스트레스를 감소시키는 효과가 있으며, 스트레스 호르몬에 유의한 차이를 가져오는 것으로 밝혀졌다. 특히 노인을 대상으로 한 호흡훈련의 결과를 보고한 선행연구들 가운데는 고혈압 노인에서 복식호흡이 혈압을 낮추고, 면역반응이 달라지는 것으로 나타났다(김문희, 2007; 유수정 · 송미순, 2001).

이처럼 스트레스 관리와 해소를 위해 사용되는 가장 일반적인 방법 중의 하나는 호흡훈련이다. 그리고 복식호흡은 시간과 장소의 구애를 받지 않고서, 별도의 시설 없이, 혼자서도 가능하며, 훈련만 되면 규칙적으로도 실시 가능한 장점이 있기 때문에 노인들의 스트레스 관리를 위해서 적용하는 데도 무리가 없을 것이다.

4. 마사지요법

스트레스로 인해 우리 몸이 쉽게 느끼는 증세 가운데 하나는 어깨나 등의 근육뭉침이다. 이로 인해 목이 뻣뻣해지고, 통증으로 목을 돌리기 힘들고, 눈이 침침해지고 피로하며, 두통을 경험하는 것 등이다. 이러한 증세에 있어서 발, 두피, 등, 어깨 등에 대한 마사지가 효과가 있는 것으로 보고되었다(박보라 · 한채정, 2010).

이는 마사지를 통해 뭉친 근육을 풀어 주고, 혈액순환을 원활히 해주고, 뇌에 신선한 산소를 공급해 준 결과로 이해할 수 있다. 또한 마사지는 척수의 관문조절을 통해 통증이 전이되는 것을 억제함으로써 통증을 완화시키며, 혈액순환 증진, 배설 촉진 등을 통해 불안과 긴장의 완화, 심리적 이완 촉진, 면역력 증가 등을 가져오는 것으로 알려져 있다(이윤미, 2006). 실제로 서순이 · 장소영(2009)은 마사지요법이 스트레스 감소 및 수면 향상에 미치는 영향을 살펴보기 위해 시설노인을 대상으로 실시한 손마사지가 조사대상자들의 주관적 스트레스 감소 및 수면에 긍정적 효과가 있었음을 보고하였다.

따라서 노인복지관, 지역사회복지관 등에서 노인들을 대상으로 이들의 스트레스를 감소시키기 위한 효과적인 수단으로서 마사지를 통한 스트레스 관리가 적극적으로 활용될 수 있을 것이다.

5. 레저 스포츠 활동과 규칙적인 운동

오늘날은 무병장수(無病長壽)를 기원하던 시대에서 유병장수(有病長壽)를 인정하는 시대로 바뀌었다. 따라서 사람들은 나이가 들면 여기 저기 아픈 곳이 생겨나는 것을 당연하게 받아들인다. 노인이 되면 찾아오는 질병을 막을 도리가 없기에 질병과 친구처럼 지내라고 권하는 시대가 되었다. 또한 질병으로 인해 절망하기보다는 병원 가는 일을 두려워하거나 귀찮게 여기지 말고, 의사 만나는 일 역시 친구를 만나는 것처럼 해야 건강하게 살 수 있다고 여기는 시대가 되었다. 그리고 과거에는 자신이 태어나서 자라던 시골 고향 마을을 그리워하며 은퇴 이후의 삶을 고향에서 보내고자 하는 회귀본능을 보였다. 하지만 오늘날에는 고향산천보다는 큰 병원이 가까운 곳에서, 아프면 언제든지 병원신세를 질 수 있는 곳에서 살고자 하는 경향을 보인다.

이 모두가 건강을 중시하는 세태를 반영하는 현상들이라고 할 수 있다. 노화에 따라 젊은 시절에 비해 몸에 이상이 생기는 경우가 늘어나지만 건강을 챙기는 노력의 여하에 따라 실제 나이보다 훨씬 젊고 건강하게 살 수 있다는 사실에 노인들은 이미 스스로 적응하고 있는 것이다.

노년기 신체건강은 삶의 만족, 사회적 역할의 수행, 대인관계 등에 영향을 미치며, 건강수준이 양호하여야 의료비로 인한 경제적 부담도 줄어들므로 노년기 건강문제는 이들의 삶에 있어서 중요한 요소가 아닐 수 없다(김미경 · 양은심, 2008).

하지만 생활스트레스는 노인들에게 있어서 사회활동에 대한 관심을 저하시키고, 외부활동이나 긍정적인 영향을 주는 여가활동 및 대인관계를 멀리할 수 있기에 성공적인 노화에 부정적인 영향을 미치게 된다(엄인숙, 2012). 따라서 노인의 스트레스와 같은 심리사회적 문제의 예방을 위해 적절한 신체활동과 규칙적인 운동의 필요성이 강조되고 있다.

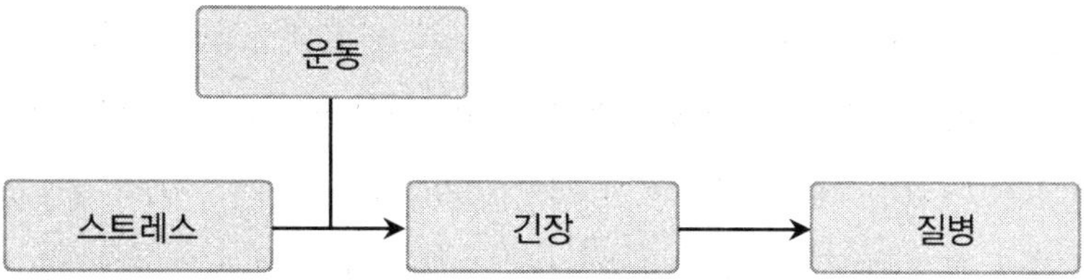

그림 6-1 ■ 스포츠 활동과 운동의 효과

스트레스 관련 질병은 유기체의 긴장이 그 원인이며, 긴장은 스트레스로 인해 발생하기 때문에 대처전략의 일환인 운동을 통해 스트레스를 줄임으로써 질병을 줄일 수 있다(민경훈, 2002). 또한 규칙적인 신체활동은 노년기에 직면할 수 있는 신체기능의 저하를 예방할 뿐만 아니라 우울, 불안, 스트레스 등의 문제를 감소시키는 것으로 알려져 있다. 또한 신체활동이 노인들의 성취감, 자신감 등 심리 · 사회적 건강을 증진시키는 것으로 보고되고 있다(김남익, 2011; 김미량 · 전혜자, 2009). 즉 지속적인 운동은 신체와 관련된 의식의 변화를 가져오고, 정서적인 면에서도 안정감과 자신감을 높이는 것으로 나타났다. 예를 들어, 지역사회 노인을 대상으로 실시한 댄스 스포츠 프로그램은 참여자들의 성취감, 즐거움, 대인관계 등과 같은 사회적 행복감에 긍정적 영향을 미치는 것으로 나타났다(김미경 · 양은심, 2008). 또한 걷기 운동과 같은 유산소운동이 노인들의 스트레스 해소에 기여하는 여부를 살펴보기 위해 실시한 조사 결과, 12주간 주 2~3회 운동프로그램 참여 후의 스트레스 수준이 운동 참여 전과 비교하여 유의하게 감소한 사실도 확인하였다(김남익, 2011). 이와 같은 연구결과를 바탕으로 선행연구들은 노인의 스포츠 활동 참여가 노인의 삶의 질을 높이고 스트레스 수준을 낮추는 데 긍정적 기여를 하기 때문에 탁구, 배드민턴, 댄스 스포츠, 에어로빅, 리듬체조 등의 경쟁스포츠나 리듬운동 참여를 권장하고 있다(김미량 · 전혜자, 2009).

운동생리학적으로 규칙적인 운동은 스트레스로 인해 취약해진 항산화 효소계를 강화시키고, 질병의 발병률을 감소시키는 데 효과적일 뿐 아니라 활성산소에 취약한 해마의 기능 향상에도 유용하다는 연구결과들이 제시되고 있다. 즉 규칙적인 운동은 뇌의 주요부위를 강하게 자극하고, 뇌에 산소를 공급해 주며, 뉴런의 성장을 촉진하고, 뉴런 간의 더 많은 연결을 촉진하는 BDNF(Brain Derived Neurotrophic Factor)와 같은 신경영양인자의 발현을 증가시킨다. 더욱이 운동에 의해 증가된 이 BDNF는 세포의 생존과 분화 그리고 새로운 뉴런의 발생을 증가시킴으로써 기억과 학습과 같은 인지능력도 향상시키는 것으로 알려져 있다(채창훈 · 박석, 2007).

6. 원예활동

원예활동은 꽃과 채소, 나무 등의 식물을 이용하거나 재배하여 사회적, 교육적, 심리적, 신체적 적응력을 기르고 육체적 재활과 정신적 회복을 추구하는 활동을 일컫는다(김형수, 2004; 박근수 · 황대욱, 2010).

노인은 노화에 따라 우울증 경향과 내향성 및 수동적인 성향의 증가를 보이며, 경직성과 조심성 그리고 의존성의 증가를 보이기도 한다. 이와 같은 문제에 대해 원예활동의 참여는 노인들에게 다음과 같은 긍정적 기여를 제공할 수 있다. 즉 노인들에게 꽃눈에서의 개화나 종자의 발아를 예상하게 함으로써 미래에 대한 신비로움과 흥미를 기대하게끔 하는 계기가 될 수 있다. 그리고 꽃꽂이나 조경을 통해 창조성과 자기표현 기회를 가짐으로써 자아실현의 욕구를 충족시키게 된다. 또한 생명체를 매개로 하여 상호역동성 속에서 생명을 직접 돌보는 경험을 통해 심리 · 정서적 치유가 가능하며 그로 인해 삶의 질 향상을 목적으로 하는 것이 원예활동의 특성이다.

노인들에게 있어서 이러한 원예활동은 치료 개념과 더불어 삶의 희망과 보람을 얻을 수 있는 특성을 지닌다. 그리고 이러한 원예활동의 특성을 노인들에게 적용하여 원예활동 참여 노인들이 자연과 더불어 생활하며, 느끼고, 식물과 상호친밀감을 증진시켜 인지적 · 정서적 · 신체적 기능의 향상을 가져오고자 하는 원예활동 프로그램이 실시되고 있다(박근수 · 황대욱, 2010). 또한 노인들이 원예활동에 참여함으로써 호기심 및 관찰력이 충족되고, 그 결과를 해석함으로써 판단력과 대처능력을 증진시킬 수 있다고 한다. 그리고 이와 같은 긍정적 경험의 반복과 지속은 노인들에게 있어서 심리적 스트레스를 감소시키는 데에도 영향을 미침을 밝히고 있다(박근수 · 황대욱, 2010). 윤숙영 · 최병진(2010)의 연구에 의하면 주 2회씩 40분간 총 8회에 걸쳐 꽃 장식을 통해 다양한 꽃의 향기를 맡아 보고, 물을 갈아 주며, 시든 줄기를 자르고, 시든 잎을 제거하는 등의 원예활동에 참여한 노인들의 경우 스트레스 수치가 참여 전후에 유의한 변화가 나타났다. 또한 스트레스와 관련된 생리적 변화로 혈중 코티솔 호르몬을 측정한 결과, 원예활동 참여 전후 그 수치가 유의하게 낮아짐을 확인할 수 있었다.

추가적으로 원예활동은 노인들에게 심리적 측면의 우울감소나 행복감 증가와 같은 정서적 변화를 가져오며, 신체적 측면에서는 균형감각, 섬세함, 생활기술의 향상을 기대할 수 있는 것으로 보고되고 있다(김형수, 2004).

7. 음악치료

최애나 · 권환순(2009)에 의하면 노래는 말과 음악으로 결합되어 있는데, 노래의 말은 인지적인 사고와 연관되어 있으며 음악은 정서적인 감정과 관련되어 있다고 한다. 그래서 노래는 인간의 감정을 표현하는 좋은 도구가 될 수 있다. 즉 노래를 통해 느낌을 확실하게 의식화하고 희미한 감정을 명료하게 각인시킬 수 있다. 그리고 노래와 연관된 자신의 기억을 회상하며 가사의 내용에 감정을 이입시키고 투사하는 과정으로 인해 내면의 생각, 내적갈등, 자신의 문제점을 확인하고 분석하도록 돕는다.

또한 음악의 여러 요소들 가운데 리듬은 질서 있는 흐름에 사고를 통해 반응함으로써 적절한 감각이 키워지고 기억력을 높이는 기능을 하는 것으로 알려져 있다. 그밖에도 음악 안에 내재되어 있는 멜로디, 화성, 음의 높낮이, 강약, 빠르기, 음색 등은 노인들의 신체적, 정서적 기능을 증진시키거나 수정하는 데 효과적이다(최애나 · 류기광, 2007).

특별히 인지적, 신체적 기능의 저하와 친밀한 사람들과의 이별을 경험하게 되는 노인들에게 있어서 음악은 생활의 활력을 불어 넣어 주는 것으로 인정받고 있다. 또한 은퇴 이후 사회적 무력감을 느끼거나 경제적 상실감을 크게 경험하는 노인들에게 있어서도 음악은 새로운 삶의 동기를 유발하는 유용한 도구가 될 수 있다. 특별히 음악치료는 일반노인들에게 뿐만 아니라 치매와 같은 질병을 앓고 있는 노인들에게까지 폭넓게 적용되고 있다.

음악치료는 노인들을 대상으로 감각기관훈련, 현실인식, 재동기 유발, 신체적 · 심리적 이완, 오락과 취미활동의 목적을 가지고 이들의 삶을 돕는 유용한 도구로 사용되고 있다. 노래가 음악치료에 사용되는 기법으로는 노래 감상하기, 노래 부르기, 노래 만들기, 노래 회상하기, 노래 즉흥연주하기, 노래 그림 그리기 등이 있다(최애나 · 권환순, 2009). 이러한 음악치료는 실제로 노년기에 빈번하게 발생하는 병의 감소 및 회복과 함께 병으로 인한 심리적 불안감과 두려움 및 우울감을 극복하는 데 중요한 역할을 하고 있다(이양원 · 최호규, 2011).

이와 관련하여 최근의 신경과학의 발견들은 음악이 뇌의 어느 부위와 영역을 자극하여 유쾌한 정서반응을 일으킬 수 있는지를 연구하였다. 최근의 연구결과들은 우리 뇌가 유쾌한 음악을 들을 때와 불쾌한 음악을 들을 때 서로 다른 식으로 반응한다는 사실을 밝혀냈다. 이들 연구에 따르면 불쾌한 음악은 편도체, 해마, 부해마회(parahippocampal gyrus), 측두엽극(temporal pole)을 활성화시켜 불쾌한 정서반응을 일으킨다. 이에 반해 유쾌한 음악은 하전두회(inferior frontal gyrus), 전방 상부 뇌섬엽(insula lobe), 복측선조체(ventral striatum), 가로측두이랑(transverse temporal gyrus)을 포함한 뇌 구조를 활성화시켜 유쾌한 정서반응을 일으킨다는 것이다. 유쾌한 음악과 불쾌한 음악은 뇌를 서로 다른 방법으로 자극하며, 긍정적 정서나 부정적 정서를 가져오는 데 강력한 영향력을 행사한다. 따라서 유쾌한 음악이 긍정적 정서반응을 가져올수록 두려움, 불안, 통증의 지각은 감소될 수 있다(Clair & Memmott, 2008).

또한 음악은 호흡과 근육긴장이완을 위한 리드미컬한 구조, 진정시키는 환경, 신체적 안정, 예견을 통한 불안 경감, 통제를 제공함으로써 긴장이완 반응을 불러일으킨다. 이와 관련하여 Clair & Memmott (2008)은 다음과 같은 방식으로 노인들의 긴장이완을 위해 음악을 사용할 수 있음을 소개하고 있다.

- 긍정적인 연상을 가진 친숙한 음악을 들으면서 부드럽게 운동하기
- 즐거운 음악을 들으면서 얼굴근육을 스스로 마사지하기
- 음악과 함께 깊은 숨을 쉬면서 점진적 근육 이완하기
- 우울증이나 불안한 생각을 바꾸기 위한 음악의 사용
- 우울이나 불안과 관련된 불편함을 경감시키는 음악을 사용하면서 심상을 마음에 그리기

8. 독서치료

독서는 우리의 삶을 돌아보고 상처나 문제를 직시함으로써 문제해결 방법을 깨닫도록 돕는 매개체 역할을 하기도 한다. 책 속의 이야

기를 통해 우리는 자신의 감정을 안전하게 처리하는 방법에 대해 생각하게 되고, 스스로의 심리적 문제를 완화시키고 자신의 문제를 객관적으로 받아들이기 쉽다. 이 과정에서 우리는 자신의 모습과 주인공을 동일시함으로써 문제를 공감하고 객관적으로 바라볼 수 있게 된다. 그리고 객관적으로 문제를 인지하게 되면 해결책이나 발전 방향을 찾는 일도 쉬워진다(임성관, 2012). 따라서 독서활동은 노인들이 자신의 고통이나 상처, 아픔을 돌아보고 치유할 수 있는 기회를 가질 수 있도록 돕는다.

특별히 노년기는 남아 있는 자신의 인생을 건강하고 창조적으로 영위하기를 바라는 마음이 더 큰 시기이다. 이와 관련하여 표 6-2는 10회기에 걸쳐 진행할 수 있는 '노년기 통합감 증진을 위한 독서치료 프로그램'의 예이다(임성관, 2012). 일반적으로 노인들에게 적용되는 '통합감'이라는 개념은 지금까지 살아온 삶을 회상하면서 비록 부족한 점, 아쉬운 부분도 많이 있지만 열심히 노력한 과거의 성취들을 돌아보고 그것들을 하나하나 통합하는 과정에서 생겨나는 정서를 가리킨다. 통합감을 통해 기대할 수 있는 것은 통합감을 가짐으로써 죽음에도 초연할 수 있으며, 나아가 모든 신체적, 경제적 위협으로부터 자신의 삶을 지켜낼 수 있는 지혜도 가지게 된다. 즉 삶을 통찰하는 경험을 하게 되는 것이다. 반면에 통합감을 가지지 못하는 노인은 절망감을 가지게 되고, 이러한 절망감은 자기혐오, 초조함, 공허감을 유발하기도 한다.

표 6-2에 소개된 독서치료 프로그램은 노인들이 현재 자신의 감정을 이해하고 수용하며, 자신의 욕구와 미해결된 관계로 인한 감정

표 6-2 ■ 노년기 통합감 증진을 위한 독서치료 프로그램의 예

회기	세부목표	선정자료	관련활동
1	프로그램의 이해 및 친밀감 형성	도서: 책 읽기 좋아하는 할머니	• 프로그램 소개 • 집단 서약서 작성 • 소개 나누기
2	불안감 표출	수필: 잃어버리는 것들에 대한 준비	• 내가 잃어버리는 것들
3	감정 이해와 수용	가요: 타타타, 하숙생	• 감정 카드로 자신의 감정을 표현하고 수용하기
4	자신의 욕구 이해	시: 내가 원하는 것 가요: 사의 찬미	• 내가 원하는 것 • 모방 시 쓰기
5	미해결 관계 정리	산문: 마지막 사랑한다는 말 한마디, 가장 아름다운 꽃	• 미해결 관계로 남아 있는 대상에 대한 감정 표현하기
6	가족 이해	도서: 우리 할아버지, 할머니가 남긴 선물	• 콜라주(가까운 사람들 기억 속의 내 모습)
7	타인 이해와 관계 개선	도서: 두 사람 산문: 상대방의 말 중복하기	• 3분 동안 들어 주고 경험 나누기
8	자긍심 증진	시: 향수, 소년	• 협동 시 짓기
9	자아통합 증진 및 죽음불안 감소	도서: 살아 있는 모든 것은 산문: 유언	• 죽음 또는 장례에 대한 나의 바람을 담아 유언장 작성하기
10	자부심 고취 및 의사결정력 증진	시: 죽기 전에 꼭 해볼 일들	• 앞으로 시도해 볼 일들 정하기(나의 꿈 목록) • 참여 소감 나누기

출처: 임성관(2012). 노인을 위한 독서치료.

등에 대해 정리할 수 있도록 돕는 목표를 가지고 있다. 이때 프로그램 참가 노인들은 선정된 문학작품을 읽고 이야기를 나누는 과정을 통해 인생 전반을 돌아보고 정리할 수 있다는 자체만으로도 통합감 증진에 큰 도움을 받게 된다.

9. 미술치료

심리치료의 한 분야인 미술치료에서는 미술활동을 통해 자아표현, 자아수용, 승화, 통찰을 통한 갈등 조정, 심리적 문제의 해결 및 자아성장의 촉진을 돕고자 한다. 이때의 미술활동은 그림, 조소, 디자인, 서예, 공예 등 미술의 전 영역을 활용하는 것을 가리킨다. 미술치료에서는 미술활동이 무의식을 의식화하는 데 매우 유용하며, 미술적 표현을 통해 사회적, 윤리적 비난에서 벗어나게 되어 안전감을 느낄 수 있도록 만듦으로써 개인의 내면세계가 조화를 이룰 수 있도록 도와주는 것으로 보고 있다. 이와 관련하여 한국미술치료학회에서는 미술치료를 궁극적으로 심신의 어려움을 겪고 있는 사람들을 대상으로 미술활동을 통해 그들의 심리를 진단하고 치료하는 것이라고 규정하였다(조미영, 2013).

한편 노인들에게 있어서 이러한 미술활동은 새로운 의사소통 가능성과 표현 가능성을 발견하여 발전시킬 수 있으며, 지금까지 억제하고 있거나 회피하고 있는 의식적, 무의식적 갈등을 표현하도록 돕는 것으로 알려져 있다. 따라서 노인을 대상으로 한 미술치료의 목적은 일반적으로 미술활동을 통한 노인의 정신적, 심리적, 신체적 문제점과 병을 완화하며 치료하는 것이 될 수 있다.

노인 미술치료는 노인들에게 사회에 대한 지속적인 참여를 유지하도록 도우며, 신체와 감각기능의 장애와 질병의 예방 혹은 완화를 목적으로 시도될 수 있다. 또한 노인들은 미술치료로 긍정적이고 창조적인 자기표현을 하며 그러한 과정을 통해 환경적 · 심리적 변화를

표 6-3 ■ 회상을 주제로 한 노인대상 집단미술치료 프로그램의 예

단계	회기	활동명	활동방법
초기 단계	1	프로그램 소개 및 자기소개	프로그램의 목적과 전반적인 과정을 이해하고 자기소개를 통해 친밀감을 가짐
	2	물과 색의 만남	물과 색의 만남으로 번지기, 뿌리기 등의 자연스러운 우연의 효과로 표현
	3	유년시절의 행복	유년시절의 긍정적인 기억들을 회상하고 친구, 형제와 함께 놀던 놀이형태를 표현
	4	고향의 봄	고향의 향수를 생각하며, 고향 동네의 풍경과 계절의 변화 등을 나누며 공동으로 흙과 꽃을 이용해서 꽃동산을 꾸밈
중기 단계	5	추억의 그 시절 좋아했던 배우	젊은 시절의 화려했던 기억들을 떠올리고 서로 좋아했던 배우, 유행했던 것들을 나누고 표현
	6	추억이 담긴 선물	추억이 담긴 물건에 얽힌 사연과 의미, 소중한 흔적을 나누고 소중한 작품으로 재탄생시킴
	7	나의 인생길	나의 인생에 기뻤던 기억들을 떠올리고 행복의 의미와 애환들을 글, 잡지 등을 활용하여 표현
	8	그리운 부모님	부모님에 대한 긍정적, 부정적 기억을 나누고 정서적인 변화를 느끼며 표현
	9	첫날밤의 설렘	배우자를 만났을 때의 느낌, 결혼식, 첫날밤의 방을 떠올리고 배우자에게 느끼는 감정을 표현
	10	사랑하는 아들, 딸아	자녀양육 시절의 기쁨, 애환, 아픔 등을 나누며 그때의 감정들을 표현
	11	소중한 내 인생	인생에 대한 의미를 부여하고 성찰하여 자신이 겪은 인생길을 그림으로 표현
	12	인생 곡선 그리기	지금까지 살아온 삶을 10년 단위로 구분하여 인생의 굴곡과 의미를 통찰하여 표현
종결 단계	13	나에게 보내는 상장	자아통찰을 통한 자존감을 높이고 자기 얼굴, 손을 구체화 작업
	14	나를 기다리는 또 다른 길, 죽음	인생에 대한 성찰과 긍정적인 죽음에 대한 인식을 하도록 자신의 무덤, 유서, 묘비 등을 준비

	15	소망 나무	집단구성원들끼리 각자의 소중한 인생의 의미를 정리하고 앞으로의 삶에 대한 현실적인 소망을 다짐하는 나무를 공동작업으로 만듦
	16	나의 소중한 인생 (작품전시회)	종결에 대한 기쁨과 자아통합의 성과를 통한 작품발표회를 하며 자축

출처: 조미영(2013). 미술심리치료의 이해와 실제.

건강하게 수용할 수 있게 된다. 이러한 미술치료활동을 통해 노인들은 자아존중감과 자기신뢰감을 회복하게 되고, 자신의 생활에 균형과 조화를 이루는 것을 발견할 수 있다. 그리고 미술치료는 노인들의 질병예방과 심리적 불안감, 두려움 및 우울감을 극복하는 데 중요한 역할을 하게 되는 것으로 기대받고 있다. 표 6-3은 노인복지관에서 65세 이상 노인들을 대상으로 16회기에 걸쳐 진행할 수 있는 집단미술치료 프로그램의 예이다(조미영, 2013).

10. 영양과 식이요법

사람들은 불안하거나 스트레스가 심할 때, 빵이나 단 것을 찾는 경향이 있다. 이는 상승한 스트레스 호르몬이 인슐린 기능을 억제하여 혈당을 높이고 식욕을 자극하기 때문이다. 더욱이 우리의 뇌는 부교감신경의 활동을 촉진시키기 위해 세로토닌과 같은 신경전달물질의 수치를 끌어올리게 된다. 그리고 우리의 뇌는 이를 위한 에너지원으로 더 많은 탄수화물을 섭취하라고 명령을 내리게 된다. 하지만 우리가 몇 분 동안 이러한 명령에 따라 탄수화물 식품을 먹고 난 다음 오히려 몸의 기운은 더 없어지고, 기분변화가 더 심해지며, 더욱 더 탄수화물을 갈망하게 되고 이로 인해 체중이 증가하는 부정적 결과들을 경험하게 된다. 즉 스트레스를 받는다고 해서 먹고 싶은 대로 다 먹어버리는 것은 스트레스에 대처하는 올바른 방법이 아니다.

따라서 스트레스를 대처하는 식이요법에서는 먹어야 할 것과 먹지 말아야 할 것을 알고 실천하는 것이 중요하다. 먼저 먹지 말아야 하는 것과 관련하여 가장 우선적으로 해야 할 일은 술과 카페인을 줄이는 것이다. 물론 알코올과 카페인이 들어 있는 다양한 기호식품들을 완전히 끊을 필요는 없다는 것이 전문가들의 의견이다. 동시에 과도한 알코올, 카페인, 자극제 등이 포함된 음료나 식품, 기호물들은 신경을 자극하여 불안이나 신경과민으로 연결될 수 있는 가능성이 높기 때문에 주의를 기울여야 한다는 것도 전문가들의 조언이다. 특히 알코올은 우리 몸에서 이뇨작용을 일으키는데, 잠을 자주 깨게 만들고 잠자는 동안 우리 몸이 회복되는 과정을 방해한다. 또한 이뇨작용은 우리 몸을 탈수상태로 만들어 신체적 스트레스를 가져오게 되고 결국은 스트레스 호르몬을 증가시키는 작용을 한다.

다음으로 스트레스를 낮추는 식이요법에서 가장 중요하게 고려해야 할 점은 탄수화물, 지방, 단백질 등의 다량 영양소(macronutrient)와 비타민, 미네랄, 식물영양소 등의 미량 영양소(micronutrient)를 균형 있게 섭취하는 것이다. 특히 노인들은 일반 성인에 비해 같은 양의 채소와 과일에 과일을 반 컵 더 먹어야 한다. 여러 전문 연구기관들과 보건당국에서는 비만, 당뇨, 골다공증, 뇌졸중, 심장질환, 암에 걸릴 위험을 낮추기 위해 과일과 채소를 더 많이 먹을 것을 권하고 있다.

한편 비타민 B군과 마그네슘 같은 필수 영양소들이 부족하면 스트레스와 관련된 정신적 · 신체적 증상을 유발할 수 있기 때문에 스트레스를 받거나 매우 바쁠 때, 종합비타민과 미네랄을 먹는 것이 도움이 되는 것으로 알려져 있다. 가장 효과적인 선택은 스트레스에 반응하기 위해 신체가 필요로 하는 주요 비타민과 미네랄들이 균형 있게 혼합된 제제들을 섭취하는 것이다. 비타민 C, 마그네슘, 그리고 비타민 B군은 신체의 스트레스 반응에 직접 관여한다는 점에서 특히 중요하다. 따라서 균형 잡힌 식사 및 규칙적인 운동과 더불어 종합비타민/미네랄 제제를 복용하는 것은 영양학적으로 항스트레스의 기초를 다지는 것으로 볼 수 있다.

마지막으로 균형 잡힌 식사는 스트레스가 심할수록 더 중요하다. 상대적으로 스트레스가 더 적을 때, 아침을 굶는 것은 이상적이지는 않지만 우리의 건강을 해칠 정도로 심각하지는 않다. 하지만 스트레스의 수준이 높은 상태에서 아침을 굶는 일은 혈당 수치를 떨어뜨리고, 식욕을 급격히 높이며, 피로감을 올리는 상태로 우리의 신체를 이끌게 된다. 이러한 증상들은 특히 스트레스 수치가 높을 때 더 분명하게 나타난다. 따라서 건강한 식습관과 균형 잡힌 식사는 스트레스 관리에 있어서 중요한 요소이다(Talbott, 2007).

11. 자원봉사활동 참여

95세 노인이 65세에 은퇴한 이후 지난 30년을 허송세월 한 것을 후회하며 앞으로 10년 후 105세 생일에는 후회 없이 지난 10년을 살아왔노라고 말하기 위해 어학공부를 새로 시작하고자 한다는 신문기사가 있었다. 이 노인은 65세에 은퇴할 당시만 하더라도 자신이 이렇게 오래 살 줄 몰랐고, 은퇴 이후 뭔가를 새롭게 시작하는 것은 가당치 않다고 여기며 하루하루를 아무 하는 일 없이 지내다 보니 어느새 30년을 살게 되었노라고 밝힌 바 있다. 그런데 그런 은퇴 이후의 30년 삶이 너무나 부끄럽고, 원망스러울 뿐이라고 하면서 지금도 건강하고 정신이 뚜렷하기 때문에 비록 95세의 나이지만 뭔가 새로운 일을 찾아서 시작함으로써 10년 후에 지금과 같이 또다시 후회하는 일을 만들지 않겠다고 하였다.

그렇다. 우리는 내일 당장 죽을지, 1년 후에 죽을지 아니면 30년 혹은 그 이상을 더 살게 될지 전혀 모르는 채 살고 있다. 비록 사건사고와 질병으로 인해 젊은 나이에 요절하는 사람들도 많지만 내가 얼마나 오래 살고 죽을지 모른 채 사는 것이 우리 인생이라고 할 수 있다. 그렇기 때문에 현재의 삶은 너무나 소중하며, 인생을 마무리하는 단계인 노인들에게 있어서 인생을 적극적인 자세로 임하는 태도는 대단히 중요하다고 할 수 있다. 이와 관련하여 자원봉사활동은 노년기에 사회생활을 적극적으로 시작하기에 좋은 방법으로 여겨지고 있다. 성공적 노화를 연구하는 많은 학자들은 노년기의 자원봉사활동은 노인들의 적극적인 인생참여를 유도함으로써 성공적 노화에 매우 중요한 역할을 한다고 보고하였다(이금룡 외, 2008; 이봉재, 2012).

1) 노인자원봉사활동의 유용성

일본 장수사회개발센터[34] 이사장 고토타 다하루는 지난 2008년 일본의 고령자와 자원봉사를 주제로 한 발표에서 일본 인구의 고령화는 개인, 집단, 사회전체 차원에서의 문제들을 야기한다고 주장하였다. 이러한 다양한 차원에서 고령화 현상으로 야기될 수 있는 문제들은 우리나라의 경우도 유사하게 나타나고 있는데, 고령화 사회로 접어들수록 심화되는 개인, 가족, 그리고 사회적 문제 해결을 위한 해결책으로 노인자원봉사활동이 제시되고 있다.

(1) 개인차원의 문제해결을 위한 노인자원봉사

앞서 우리나라의 급속한 고령화현상의 한 가지 이유로 노인의 평균연령 증가와 저출산현상을 언급한 바 있다. 이와 같이 노인의 평균연령 증가는 노인들의 퇴직 후 삶의 기간의 증가를 의미하고 이제 노인들이 그 여가시간을 어떻게 보내야 하는지는 매우 중요한 사회적 관심사로 자리 잡고 있다.

불충족된 노인의 여가활동 욕구를 해결하기 위한 방법으로 조직적인 집단 여가활동으로서 자원봉사가 최근 사회적인 관심을 받고 있

34) 일본 후생성은 노인들의 건강증진과 사회 참여, 삶의 보람 증진을 위해 1989년 재단법인 장수사회개발센터라는 노인복지법에 의거한 지정법인을 설치하고 이를 중심으로 노인교육을 실시하며 노인들의 자원봉사활동을 지원하고 있다.

다. 상부상조의 정신과 삶의 질 향상을 통해 사회발전에 중요한 기능을 하는 것으로서 자원봉사에 관심이 모아지고 있는 것이다. 많은 학자들이 노인의 자원봉사는 노인 자신에게 훌륭한 여가선용이 될 뿐만이 아니라 노인에게 의미 있는 사회적 역할을 제공함으로써 노인의 사회통합에 크게 기여하는 사회활동이라고 설명하고 있다(김동배, 2004; 이금룡 외, 2009).

고령화 사회에서 노인들이 겪게 되는 또 하나의 문제는 노인의 심리적 문제이다. 어찌 보면 이는 고령화 사회만의 문제가 아니라 오늘날의 사회 속에서 노인이 가지는 특성이라고 볼 수 있지만, 고령화 사회의 많은 노령인구들이 이런 문제를 안고 살아가게 될 것을 고려한다면 적극적으로 해결방안을 강구해야 할 사항인 것이다. 소외감이나 고독감 또는 낮은 자기존중감과 같은 심리적인 문제들은 노인의 자원봉사활동 참여를 통해 지역사회 속에서 인간관계와 사회관계를 형성하게 되면, 건전한 생활과 정신건강을 유지하게 하여 어려움을 극복하는 데 도움을 줄 수 있을 것이다(Lawson, 1998).

(2) 가정차원의 문제해결을 위한 노인자원봉사

노인성 질환으로 일상생활을 혼자서 수행하기 어려운 노인에게 목욕, 간호 및 여가활동에 필요한 서비스와 외로움과 소외감 같은 정서적 문제를 해결하기 위해서는 누군가 이들을 일상적으로 돌봐야 한다.

그렇다면 급속도로 진행 중인 우리나라 고령화 시대의 노인들의 부양은 어떻게 인식되고 있는가? 전통적인 효 규범에 의한 자녀의 부모 부양이나 돌봄에 대한 역할기대는 아래 표 6-4에서 보는 것과 같이 현저하게 줄어들었다. 성인자녀들이 노인 부양을 부모 스스로 해결하거나(13.7% → 18.4%), 가족/정부/사회(14.9% → 37.8%), 정부/사회(4.0% → 5.5%)의 책임으로 받아들이는 추세가 강해진 것이다. 부모부양이 가족책임이라고 보는 견해는 2006년 67.3%에서 2010년 38.3%로 4년 사이에 절반으로 줄어들었다. 따라서 효 규범과 같은 도덕적 규범을 기초로 하는 노인부양은 더 이상 기대하기 어렵다고 볼 수 있다(송다영, 2011).

표 6-4 ■ 노인부양에 대한 견해, 65세 이상 (단위: %)

연도	스스로 해결	가족	가족과 정부 · 사회	정부 · 사회	기타
2006	13.7	67.3	14.9	4.0	0.1
2008	16.5	48.1	29.9	5.5	0.0
2010	18.4	38.3	37.8	5.5	0.1

출처: 송다영(2011). 저출산 · 고령화 시대 가족 내부의 갈등.

실제로 많은 성인자녀들이 고령, 치매, 중풍 등으로 인한 장기요양을 필요로 하는 노인 수의 급격한 증가와 동시에 핵가족화와 여성의 사회참여 등으로 가족에 의한 간병의 한계를 경험하고 있다. 늘어나는 노인 돌봄 및 부양에 대한 부담의 증가와 더불어 노인부양에 대한 인식의 변화는 가족 내에서 부부간, 형제자매간, 부양자녀와 피부양 노인간의 갈등을 야기할 소지가 있다. 실제로 사회통합위원회와 한국보건사회연구원이 실시한 “저출산 · 고령화와 사회갈등 국민 인식 조사”에 따르면 “자녀 수가 줄어들어 오래 살게 될 부모의 부양을 누가 할 것인가에 대한 갈등이 발생할 것이다”에 대해 응답자의 77.0%가 동의하는 것으로 나타났다.

하지만 고령화 사회에서 유휴인력인 다수의 노인들이 봉사활동에 참여하여 돌봄 서비스를 제공하게 된다면 노인 돌봄에 대한 부담으로 인한 가족 내 갈등을 줄일 수 있을 것이다. 실제로 일본의 NALC (Nippon Active Life Club)의 경우를 통해서 이와 같은 점을 확인할 수 있다. 이 클럽은 50세 이상의 중고령자를 중심으로 자원봉사활동을 행하는 조직으로서 그들의 주요활동 중 큰 비중을 차지하고 있는 것이 바로 고령자에 대한 지원, 장기요양지원, 마중/배웅, 가사원조, 말상대, 정원손질 등 노인들이 그들의 공동체에서 도움이 필요한 노인들에게 일상생활에서 도움을 주는 활동을 하고 있다. 결과적으로 노인 공동체 안에서 그들의 문제를 적극적으로 해결할 수 있는 방법이 바로 노인들의 자원봉사활동 참여인 것이다.

(3) 사회차원의 문제해결을 위한 노인봉사활동

사회통합위원회와 한국보건사회연구원이 실시한 "저출산 · 고령화와 사회갈등 국민인식조사"에 따르면 "노인인구가 많아지면서 노인세대의 정치적 영향력이 커져 갈등이 발생할 것이다"라는 문항에 대해서는 67.0% 찬성, "노인인구가 많아지면서 노인세대와 젊은 세대 간 문화적 차이(충돌)로 갈등이 발생할 것이다"에 대해 83.6%가 찬성하면서 고령화 시대에 급격히 늘어나는 노인인구의 증가로 노인에 대한 사회적 태도 및 인식이 그저 밝지는 않음을 확인할 수 있다(한국보건사회연구원, 2011). 이와 같은 노인에 대한 부정적 인식을 개선하는 가장 좋은 해결책은 바로 노인의 자원봉사 활동 참여를 통한 사회공헌이라 하겠다. 노인이 지역사회 혹은 사회의 문제를 해결하기 위하여 자신이 가진 시간 · 인적 자원을 활용하는 모습은 '받는' 노인상에서 '주는' 노인상으로의 긍정적 변화를 꾀할 수 있는 좋은 방법이라 하겠다.

2) 자원봉사활동 참여의 스트레스 조절효과

노년기에 이르면 은퇴와 더불어 배우자 상실 등으로 사회적 역할이 축소되므로 자원봉사활동과 같은 생산적인 활동이 지니는 의미는 더욱 커지게 된다. 자원봉사활동은 노인들로 하여금 자신이 아직도 사회에 필요한 존재라는 것을 느끼게 해주고 긍정적인 자아상을 유지하는 데 크게 영향을 미치며 자부심, 만족감, 자신감뿐만 아니라 자아성장의 기회를 준다는 점에서 노인들의 삶에 긍정적 기여를 하게 된다. 따라서 선행연구들은 노인들이 은퇴 이후에도 사회적 삶에 적극적으로 참여하는 것은 성공적 노화에 있어서 중요한 구성요소임을 밝히고 있다. 즉 노년기의 자원봉사활동은 노인들에게 지역사회활동 참여와 자신의 유용성을 느낄 수 있는 기회를 제공하여 사회적 역할을 상실하는 노년기에 많은 긍정적 효과가 있는 것으로 생각할 수 있다(김동배 · 신수민 · 정규형, 2012; 김수현, 2013).

이와 관련하여 노인의 사회적 활동이 자아통합을 효과적으로 도울 수 있음을 선행연구들은 밝히고 있다. 즉 노인의 사회적 활동 가운데 자원봉사활동과 같이 타인을 돕는 활동은 자신의 삶의 중요성을 더욱 크게 느끼며, 이러한 과정에서 노인의 자아통합감이 크게 증진되는 것으로 설명한다(김동배 · 신수민 · 정규형, 2012).

또한 자원봉사활동의 참여는 노인들의 심리적 · 신체적 건강에 긍정적 영향을 미치고 있음을 선행연구들은 제시하고 있다. 즉 많은 선행연구들에서 노인의 자원봉사활동 참여는 삶의 만족도, 정신적 안녕감, 삶의 의미 증진, 우울수준 감소, 사망위험의 감소 등과 유의미한 관계가 있음을 보고하고 있다(김수현, 2013).

특히 노년기의 자원봉사활동 참여는 역할상실에 대한 새로운 대체 역할, 젊은 시절부터 지속되어 온 활동의 유지를 통하여 혹은 현재 정서적으로 의미 있는 목적을 성취하기 위한 사회적 활동으로서 노인의 생활만족에 긍정적인 역할을 한다고 생각할 수 있다. 그리고 몇몇 선행연구에서는 노인의 자원봉사활동을 포함한 사회참여는 노인의 생활만족도에 미치는 스트레스의 영향을 감소시키는 효과가 있음을 밝히고 있다. 또 다른 실증적 연구에서는 자원봉사활동이 배우자 사별로 인한 건강악화와 스트레스 경험을 조절하는 효과가 있는 것으로 나타났다. 또한 타인에게 도움을 제공하는 행동이 사별 후의 우울증 위험을 완충하는 것으로 보고하기도 한다. 이처럼 노인의 자원봉사활동 참여는 건강행위에 대한 자기조절을 증진시켜 노년기 건강유지에 도움을 제공하는 것으로 나타났다. 이를 통해 볼 때, 노년기의 자원봉사활동 참여는 신체적 · 정신적 건강문제가 노인들의 생활만족도에 부적인 영향을 미치는 정도를 감소시킬 가능성이 높은 것으로 볼 수 있다(신원우, 2011).

CHAPTER 07

노년기 스트레스에 대한 사회적 대처

07 노년기 스트레스에 대한 사회적 대처

1. 노인빈곤율 완화를 위한 소득보장대책

일반적으로 빈곤문제의 예방과 해결을 위한 사회보장제도로서 소득보장체계를 논의할 때 첫 번째 단계는 공적부조, 두 번째 단계는 국민연금과 특수직역연금 같은 공적 연금제도, 그리고 세 번째 단계로 개인연금, 퇴직연금, 개인저축 등으로 분류하고 있다. 또한 노후 소득보장 방식에는 현금 급여의 지급여부에 따라서 직접 소득보장제도와 간접 소득보장제도로 나누기도 한다. 먼저 직접 소득보장제도에는 ① 국민연금과 특수직역연금, 기초노령연금의 사회보험, ② 국민기초생활보장제도로 시행되는 공적부조, ③ 퇴직연금, 개인연금 등과 같은 사적 보장체계가 속한다. 그리고 간접 소득보장제도에는 ① 경로우대제 등의 비용할인, ② 취업지원센터, 시니어클럽 등의 취업증진 프로그램, ③ 매점 설치 및 전매품 판매인 우선지원, ④ 상속세, 소득세 공제 등의 세제감면 혜택 등이 포함된다. 현재 우리나라에서는 국민연금, 특수직역연금, 기초노령연금 등의 연금제도, 생활능력을 상실한 자와 일정한 생활수준에 미달한 자에 대하여 국가가 그들의 최저생활과 자립 촉진을 목적으로 수립한 경제적 보호제도인 국민기초생활보장제도, 금융권에서 노후생활자금을 목적으로 한 다양한 개인연금이나 개인저축상품 및 기업의 퇴직연금제도 등이 노후소득보장제도로 실시되고 있다(권중돈, 2013).

하지만 문제는 다양한 노후소득보장제도들이 실시되고 있음에도 불구하고 현실에서 노인들이 느끼는 안정된 노후 경제생활 보장과는 상당한 거리감이 있다는 사실이다. 먼저 기초생활보장수급 여부에 나타난 노인인구의 빈곤문제를 살펴보면 표 7-1과 같다. 2007년 현재 기초생활보장수급자는 약 146만 명인데, 이 가운데 60세 이상 인구가 차지하는 비중은 약 31%를 차지하는 것을 알 수 있다.

표 7-1 ■ 기초생활보장수급자 중 60세 이상 인구 현황(2007년도 기준)

구분	총수급자	60~69세	70~79세	80세 이상
전체	1,463,140명	175,119명 (12.0%)	191,303명 (13.1%)	87,993명 (6.0%)

출처: 보건복지부(2008). 2008 전국 노인실태조사.

또한 2011년 OECD 자료에 의하면, 65세 이상 노인가구에 있어서 중위소득가구의 50% 미만에 해당되는 상대적 빈곤율이 OECD 평균이 13.5%인데 반해 우리나라의 경우 48.6%로서 OECD 평균의 3배를 넘는 것으로 나타났다. 이러한 노인 빈곤율은 2007년 44.6%, 2009년 47.0%였는데 시간이 갈수록 점점 높아지는 추세를 보이고 있다.

선행연구들에 의하면 노인의 경제적 빈곤이 공적연금제도나 공공부조제도의 부실, 근로소득의 감소 등에서 일차적으로 기인하며, 경제 불황과 노인일자리 부족은 노인의 경제활동 참여기회를 낮춤으로써 노인빈곤을 심화시키는 것으로 알려져 있다. 그런데 노인에게 있어서 경제적 어려움은 여타의 취약성을 심화시키는 요인이 되고 있다. 즉 노인의 경제적 빈곤은 만성질환에 대한 적절한 치료 소홀을 가져와 건강을 악화시키고, 열악한 돌봄으로 인한 일상생활 영위의 곤란, 정서적 소외감 가중 등과 같은 여러 가지 문제를 확대 · 심화시키는 요인이 되고 있다(김은정, 2009). 따라서 이러한 문제들을 해결하기 위해서는 국민기초생활보장제도의 수급기준을 완화함과 동시에 급여기준을 지속적으로 상향조정하거나 노인가구의 특성을 반영한 차등적 급여체계를 마련해 나가야 한다. 그리고 기업복지 차원에서 퇴직연금제도의 확대와 개인연금이나 개인저축을 활성화할 수 있는 사회적 지원을 적극적으로 모색해야 할 것이다(권중돈, 2013).

2007년 현재 65세 이상 노인인구 가운데 국민연금, 공무원연금, 사학연금 등의 공적연금을 수급하고 있는 노인은 22.4%에 해당되는 약 107만 명 정도로 해마다 그 수치가 증가하고 있는 추세를 보이고 있다. 하지만 우리나라의 경우 노인들이 가족 등으로부터의 사적인 도움이나 근로소득 등을 통한 자조적 노력에 한계가 있을 수밖에 없다. 따라서 우리나라 노인의 빈곤율을 획기적으로 개선하기 위해서는 공적연금제도가 주요한 노후소득 보장수단이 될 수 있도록 연금제도를 강화할 필요가 있다(김태한 · 고준기, 2013). 그밖에도 정부와 지자체에서는 기초노령연금, 저소득노인 주거비 지원, 난방비, 목욕비, 명절위로금 등을 지급함으로써 노인들의 빈곤문제에 대응하고 있다. 이러한 사회적 지원도 노인빈곤율을 감안할 때 더 확대되어야 할 것이다.

2. 정보소외 문제의 개선

과거에는 문맹이 문제였다면, 오늘날은 컴맹으로 표현되는 정보화 사회의 적응능력 향상이 국가적 관심사가 아닐 수 없다. 노인의 정보화 사회에서의 적응능력 향상은 현대사회에서 노인의 적응 및 사회참여를 지원하고 생활만족을 증진시킬 수 있는 도구가 될 수 있음을 여러 선행연구들은 밝히고 있다. 노인들이 인터넷과 정보통신기기 사용에 불편을 느끼지 못할 때 세상과 소통의 폭을 넓히게 되고, 전통적 의미에서의 사회적 지지도 주고받는 일이 원활히 이루어지며, 사회적 네트워크를 통하여 관계를 강화시킴으로써 궁극적으로 삶의 질을 개선하는 데 기여하는 것으로 볼 수 있다(정민숙 · 이유라, 2012).

현대 정보화사회는 사회복지 측면에서도 과거의 수동적인 사회보장 체제와는 여러 면에서 차이가 있다. 개인의 정보소유 수준과 정보활용 정도 및 그 능력에 따라 개인이 사용 가능하고 접근 가능한 복지 서비스의 종류와 내용이 얼마든지 달라질 수 있다. 특히 정보통신기술의 발달은 신체적 기능저하를 경험하는 장애인이나 노인과 같은 대상자의 욕구충족과 문제해결을 위한 다양한 접근방법의 개발을 가능하게 만들 것이다. 노인의 경우 시간과 공간의 구속을 덜 받으면서 사회복지서비스에 더 신속하게 접근할 수 있으며, 자신의 욕구 충족과 문제해결을 위한 맞춤형 서비스를 제공받을 수 있을 것으로 기대되고 있다.

하지만 노인인구는 정보화에 가장 취약한 사회계층 가운데 하나이다. 생활을 편리하게 해주고 상상 이상의 일들을 경험하게 만들어 주는 정보기술은 노인들에게 있어서는 오히려 생활을 복잡하게 만들 수 있으며 급변하는 사회생활에서 큰 소외감을 느끼게 만들기도 한다. 이에 따라 정부는 노인의 정보화를 촉진시키기 위해 두 차례에 걸친 정보격차해소 종합계획을 추진해 왔다. 먼저 2001년부터 2005년까지 실시되었던 제1차 정보격차해소 종합계획에서는 노인들의 정보접근 및 정보이용 환경의 기반조성에 초점을 두었다. 그리고 2006년부터 2010년까지 펼쳤던 제2차 정보격차해소 종합계획에서는 정보통신기술의 생산적 활용에 초점을 둔 활동을 펼쳤다. 이러한 정책들을 통해 정보화가 단순한 차원에서 기계적 의미의 디지털화가 아니라 폭증하는 정보를 가치 있게 변형시키고 활용하는 것이 더 중요함을 일깨워 주었다(최영훈, 2009). 노인들이 직면한 당면문제로서 정보소외 혹은 정보격차의 문제는 노인 빈곤문제의 해소나 노인 건강문제와 관련된 의료비 경감 등의 문제만큼이나 중요한 문제가 되고 있다. 따라서 보건복지부를 비롯한 유관 정부부처에서는 급격한 정보화로 인해 노인들이 직면하는 다양한 정보격차 문제를 해소하기 위한 법제도의 변화 노력들을 기울여야 할 것이다.

3. 노인학대 예방 및 대처

2008년 전국의 65세 이상 노인 2,325명을 대상으로 여성가족부와 한국보건사회연구원에서 실시한 실태조사에 의하면, 응답 노인들 가운데 노인학대를 경험한 노인이 6.0%로 나타났다. 학대 유형별로는 정서적 폭력이 5.2%, 방임 2.3%, 경제적 폭력 0.4%, 신체적 폭력 0.2%의 순으로 높게 나타났다. 성별로는 여성노인의 노인학대 발생률이 높았으며, 고연령층, 저학력 계층일수록 그리고 무배우자일수록 노인학대 발생률이 높게 나타났다. 노인학대 가해자가 학대를 가하는 원인으로는 경제적 문제가 35.5%, 상호이해 부족이 22.3% 순으로 높게 나타났다. 이들의 노인과의 관계는 아들, 며느리, 딸, 사위 등의 순으로 나타났다.

노인학대에 대한 노인들의 대처를 살펴보면 무대응이 59.3%, 함께 폭력을 행사하는 경우가 15.0%, 무조건 피하는 경우가 7.9%인 반면 주위로부터 도움을 요청하는 경우는 2.1%에 불과하였다. 그리고 노인들은 노인학대 피해자들을 위해 필요한 국가지원이나 정책에 대한 요구로서 첫 번째는 보호시설 확충(51.4%)을 원하였으며, 다음으로는 학대행위자에 대한 법적 조치(18.5%)와 신체적, 정신적 치료(16.4%) 등을 원하는 것으로 나타났다(조애저, 2008). 그런데 현행 노인복지법을 통해서는 효과적인 노인학대 예방 및 대처가 힘든 실정이다. 따라서 사회변화의 속도에 부응하고 노인학대 예방 및 대처를 목표로 하는 통합적인 법제도의 구축이 요구된다고 할 것이다(김태한 · 고준기, 2013). 또한 노인학대에 대한 사회적 인식전환 및 신고의식을 강화할 필요가 있으며 가족관계 유지 · 회복을 위한 상담서비스 및 치료 프로그램의 제공도 노인학대 예방 및 대처방안으로 제시되고 있다(조애저, 2008).

4. 문화욕구의 충족과 여가문화복지의 증진

직장생활과 사회활동에서의 은퇴 이후의 삶을 어떻게 보낼 것인가 하는 문제는 노인 개개인뿐만 아니라 사회적으로도 중요한 과제가 아닐 수 없다. 노인들은 지금까지 가족의 생계를 책임지고, 가족을 부양해야 한다는 부담감을 가지고 살아왔다. 하지만 그러한 짐에서 벗어나 보람되고 가치 있는 문화 프로그램을 통해 정신적 만족을 충족시켜야 비로소 행복한 노년기 삶을 영위할 수 있다. 따라서 이러한 노인들의 문화적 욕구를 충족시키기 위한 다양한 프로그램들이 사회적으로 마련되어야 할 것이다. 특히 차세대 노인층은 건강한 상태에서, 경제적 여유도 있으며, 학력도 높은 등 과거의 노인들과는 확연히 다른 모습을 보일 것으로 예상된다. 이러한 노인들에게 있어서는 문화적 욕구를 충족하고자 하는 경향이 높게 나타날 것으로 전망할 수 있다.

이러한 차원에서 볼 때, 노인들의 문화활동에의 참여와 문화적 욕구 충족은 어느 특정 계층에서만 향유되는 전유물이 아니라 전체 노인들의 삶의 질과 연결지어 생각하여야 하는 시대가 되었다. 하지만 경제적 빈곤, 건강 문제 등에 따른 문화 취약 노년층도 있을 수 있기 때문에 이들에 대한 문화 체험 기회 등도 사회적으로 마련되어야 할 것이다(김지영, 2010).

또한 노인의 여가활동은 노년기 심리적 안녕감을 높이고, 긍정적이며 적극적인 삶의 자세를 가지게 함으로써 노년기에 직면하는 스트레스를 경감시킬 것으로 기대된다. 권중돈(2013)은 노년기 여가활동의 긍정적 효과를 다음과 같이 밝히고 있다. 첫째, 은퇴 이후 위축된 사회관계망을 보완, 유지 또는 확대할 수 있는 기회를 가지게 되므로 고독과 소외감을 감소시킬 수 있다. 둘째, 여가활동을 통해 자기유용감과 자아개념을 긍정적으로 변화시킬 수 있다. 셋째, 여가활동은 자신의 잠재적 능력과 재능을 발견하고 이를 표현하도록 함으로써 자아실현의 기회를 가지게 만든다. 넷째, 여가활동에의 참여는 노인들의 신체적, 정신적 건강에 긍정적 영향을 미칠 수 있다. 다섯째, 여가활동을 통해 삶의 질 향상을 기할 수 있으며, 삶에 대한 통제력 향상을 기대할 수 있다.

이러한 차원에서 노인들이 마음껏 즐길 수 있고 삶의 보람을 느낄 수 있도록 문화놀이 공간의 수를 늘이고 이에 대한 접근성을 높일 필요가 있다. 동시에 '교통약자의 이동편의 증진법' 등과 같은 법을 통해 이동권 증진을 기하면서 고속철도 할인율을 확대할 필요가 있다(김태한 · 고준기, 2013). 또한 인구구조의 변화가 앞으로 우리 사회 전체에 어떤 영향을 미치게 되고, 그로 인한 문화적 수요는 어떻게 변할 것인가에 대한 철저한 분석이 요구된다. 특히 고령화 현상에 따라 미래 인구의 다수를 차지할 노년층에게 있어서 문화적 욕구충족은 중요한 과제가 아닐 수 없다(김지영, 2010).

5. 노인주거복지의 증진

예부터 사람이 생활하는 데 가장 기본이 되는 것 가운데 하나로서 주거환경을 꼽아왔다. 특히 노년기는 건강문제나 사회관계망의 축소로 인해 거주하는 주택은 중요한 삶의 터전이 됨과 동시에 노후생활 안정의 가장 중요한 요소로 작용하게 된다. 하지만 노인은 소득이 낮고, 그에 따라 거주하는 주택도 보수, 관리가 제대로 이루어지지 않아 노후화가 빠르게 진행되기 마련이다. 따라서 노인주거복지 문제는 공적연금이나 건강보험 등과 같이 사회보장적 측면에서도 중요한 정책적 관심사가 아닐 수 없다(권중돈, 2013).

최근 우리 사회는 노인부부나 노인독거 등과 같은 노인 단독가구의 비중이 점점 증가하는 추세에 있으며, 자녀와의 동거율도 급감하고 있기 때문에 노인들의 주거안정을 위한 대책마련이 사회적으로 요청받고 있다. 지금까지 요보호 노인들을 위해서는 시설중심의 노인복지 서비스가 주를 이루었지만 노인주거와 의료 및 요양을 효율적으로 연계하는 주택정책으로의 전환이 필요한 시점이다(김태한 · 고준기, 2013). 또한 시설보다는 재가 돌봄 서비스나 지역사회보호의 중요성이 크게 증가하면서 노인들의 주거환경 개선이 중요하게 대두되고 있다. 실제로 노인의 경우 집에서 지내는 시간이 많기 때문에 주거관련 불편이 낙상이나 기타 건강위험 등으로 바로 이어질 수 있다(김은정, 2009).

이와 관련하여 정부에서는 노인주거지원정책으로서 재가노인 지원정책과 노인전용주거시설 공급 및 기타 지원정책이 실행되고 있다.

먼저 재가노인 지원정책으로는 주택개량지원과 주택개조지원을 들 수 있다. 정부와 지자체가 노인인구를 대상으로 하는 주거지원사업으로서는 직접 주거비를 제공해 주는 사업과 주거생활을 개선하기 위한 환경개선사업으로 구분할 수 있다. 주거비 제공사업에는 대표적으로 무주택 저소득 노인 주거비 지원사업과 난방비 지원사업 등이 포함된다. 그리고 주거환경 개선사업으로는 화장실 개선사업이나 독거노인을 대상으로 도배, 장판 교체 등의 가정환경 개선사업을 실시하고 있다(김은정, 2009).

한편 노인복지법에서는 노인복지시설을 노인주거복지시설, 노인의료복지시설, 노인여가복지시설, 재가노인복지시설 및 노인보호전문기관 등으로 규정하고 있다. 이 가운데 노인주거복지시설을 다시 양로시설, 노인공동생활가정, 노인복지주택 등으로 구분하고 있다. 특히 노인복지주택 공급의 확대를 위해 건축허가 조건을 완화하고 조세혜택도 부여하고 있다. 또한 정부에서는 국민임대주택 분양 시 일정 수량을 노인들에게 의무적으로 공급하도록 정하고 있다. 이러한 정부의 제도적 지원에도 불구하고 급속한 노령화에 따라 노인복지주거시설의 수요는 기하급수적으로 늘어날 전망이다. 따라서 노인주거복지 향상을 위한 정부의 종합계획수립이 시급히 요청되고 있으며, 특별히 저소득 계층 노인들의 주거복지를 위한 제도적 장치의 확충이 더 시급히 필요한 상황이다(신용주, 2012).

6. 보건의료 및 돌봄 서비스 이용 개선

우리나라의 노인 건강보장체계는 건강보험, 의료급여, 노인건강지원서비스, 노인장기요양보험제도 등으로 이루어져 있다. 이 가운데 의료급여란 생활유지능력이 없거나 생활이 어려운 저소득 국민에 대하여 국가 및 지방자치단체 재정으로 의료문제 해결을 보장하는 제도이다. 2010년 현재 노인 의료수급자는 47만여 명으로 전체 수급자의 28.1%를 차지하며, 노인 의료급여 수급자의 의료비가 일반 수급자에 비해 상대적으로 높은 경향을 보이고 있다. 또한 건강보험과 의료급여 이외에 노인복지법과 의료법에 근거하여 노인의 건강증진과 관리를 위한 노인건강지원사업을 실시하고 있는데 노인건강진단, 노인실명예방사업, 치매상담센터, 무료급식사업 등의 서비스가 해당된다(권중돈, 2013).

노년기는 신체적, 정신적 질환으로 인해 건강 상태가 취약한 시기이다. 실제로 노인실태조사 자료에 의하면 노인의 만성질환 유병률이 90%에 가깝고, 절반 정도는 자신의 주관적 건강 상태에 대해서 부정적으로 인식하는 것으로 나타났다. 그리고 85% 정도가 처방약을 복용하고 있으며, 지난 2주간 의료이용률이 절반을 넘는 것으로 나타났다. 따라서 만성질환 상태를 지속적으로 모니터링하는 것은 노년기 건강 상태의 변화를 조기에 감지하여 상태가 악화되는 것을 예방하는 데 중요하다. 특히 이러한 예방활동을 위해서는 재가 및 지역사회 중심의 노인보건의료 전달체계의 구축이 필수적이라고 할 수 있다.

또한 노인들을 위한 적극적인 건강상담 지원, 다양한 보건교육 프로그램의 개발, 그리고 건강증진 및 관리체계의 구축도 필요하다. 나아가 예방 중심의 건강검진체계의 구축, 자기돌봄 교육 및 훈련, 낙상예방을 위한 근력운동, 영양개선 등 노인의 건강 상태를 개선하기 위한 지역사회보건사업의 활성화가 요구된다. 특히 한정된 예산과 인력 속에서 의료서비스 이용 취약계층을 대상으로 한 노인보건의료서비스를 우선적으로 제공함으로써 노년기 건강수준의 계층 간 간격을 줄이는 노력을 법적, 제도적으로 보다 더 적극적으로 추진하여야 할 것이다(이용환, 2012).

한편 급속한 고령화 속도로 인해 급증하는 노인인구에 비해 보험료 부담계층은 오히려 감소하고 만성질환 진료비는 빠른 속도로 증가하는 등의 현상은 노인보건의료의 질을 떨어뜨리는 원인이 되고 있다. 따라서 노인인구의 건강수준 향상을 위한 총괄적인 노인보건정책의 수립을 통해 노년기 삶의 질 향상을 위한 방안을 적극적으로 모색하여야 할 것이다(김태한 · 고준기, 2013).

노년기에 경험하는 또 다른 문제는 시력, 청력, 근력 등에 있어서의 신체적 기능저하와 그에 따른 외출, 화장실 이용, 옷 입기, 식사, 목욕하기 등 일상생활 수행능력의 저하가 수반된다는 점이다. 따라서 신체적 기능저하에 따른 수발이 요구될 시 적절한 수발을 제공받는 일은 노인에게 있어서 대단히 중요한 과제가 아닐 수 없다. 하지만 가족구조의 변화 등으로 인해 가족을 통한 수발은 점점 줄어들고, 노인장기요양보험제도와 같은 공적 수발제도의 이용이 점차적으로 증가하는 추세를 보이고 있다. 향후에도 노인요양에 대한 수요는 지속적으로 늘어날 것이기 때문에 노인요양에 대한 서비스의 질과 양을 체계적으로 관리하는 사회적 대처가 요구된다고 할 것이다. 더불어 공적 요양서비스의 이용 이외에도 지속적인 요양 서비스의 발전 가능성을 높이기 위해서는 가족과 친지들도 노인 요양에 적극적으로 참여할 수 있는 여건을 마련하는 노력이 필요할 것이다(이윤경, 2012).

7. 독거노인에 대한 지원

독거노인 세대수의 급격한 증가 및 이들과 관련된 문제의 발생은 노인인구의 증가와 맞물려 더 심각한 사회문제가 될 가능성이 높다. 2010년 기준, 65세 이상 노인이 독거하는 단독가구가 102만 가구로 총 가구의 6.0% 정도를 차지하고 있다. 표 7-2와 같이 통계청은 이러한 독거노인 가구수가 꾸준히 증가하여 2030년경에는 11.8%로 증가할 것으로 전망하였다. 이에 따라 국가 및 지자체는 독거노인에 대한 각종 지원을 강화할 필요가 있다. 그리고 독거노인의 사회적 고립을 예방하고 필요한 조치를 취하기 위해 현행 노인복지법 시행규칙에 이들에 대한 구체적인 서비스 및 보호조치에 대한 규정을 정하여

표 7-2 ■ 독거노인가구 추이 (단위: 가구, %)

	2000	2010	2020	2030
독거노인가구	543,522	1,021,008	1,512,082	2,338,354
구성비	3.7	6.0	8.0	11.8

출처: 통계청(2007). 장래가구추계.

법제도적인 개선을 도모하여야 한다(김태한 · 고준기, 2013; 노재철 · 고준기, 2013).

현재 노인복지법 제27조의2에서는 '국가 또는 지방자치단체는 독거노인에 대하여 방문요양서비스 등의 서비스와 안전 확인 등의 보호조치를 취하여야 한다'고 정하고 있다. 이에 따라 혼자 힘으로 일상생활을 영위하기 어려운 독거노인에 대한 맞춤형 복지서비스를 제공하기 위한 노인돌봄 서비스 사업과 독거노인 응급안전돌보미사업 등을 운영하고 있다. 이들을 위한 서비스로는 가정방문, 안부전화 및 주기적 안전 확인 실시 등 위기상황 대응 및 도움 요청을 위한 연락체계 구축, 생활교육 및 서비스 연계 등을 제공하고 있다. 나아가 독거노인들이 다양한 사회복지서비스 혜택을 받을 수 있음에도 불구하고 사각지대에 방치되지 않도록 발굴하는 노력과 동시에 국가 또는 지방자치단체는 이들을 대상으로 복지서비스 수혜 정보를 충분히 제공하는 노력을 기울여야 할 것이다.

참/고/문/헌

강광순 · 오상은(2012). 마음챙김명상 프로그램이 유방암 환자의 스트레스 지각, 대처 방식 및 스트레스 반응에 미치는 효과. 대한간호학회지, 42(2), 161-170.

강길전(2010). 후성유전학과 에너지의학. 한국정신과학학회 제33회 추계학술대회. 49-60.

강은정(2005). 연령계층별 자살생각과 관련된 요인. 보건복지포럼, 16(5), 81-86.

고경봉(2002). 스트레스와 정신신체의학. 서울: 일조각.

고민석 · 서인균(2011). 노인의 건강 상태가 스트레스와 우울에 미치는 영향과 사회적 지지의 조절효과. 대한보건연구, 37(1), 1-14.

고재욱 · 황진수(2010). 노인복지론. 파주: 양서원.

권석만(2013). 현대 이상심리학. 파주: 양서원.

권중돈(2013). 노인복지론 제5판. 서울: 학지사.

권중돈 · 김동기 · 김기수 · 박수진(2012). 노인의 가족응집력, 스트레스, 우울 및 문제 음주의 구조적 관계에 대한 연구. 사회과학연구, 23(3), 3-25.

권진숙 · 김정진 · 전석균 · 성준모(2013). 정신보건사회복지론. 고양: 공동체.

김경숙 · 문재우 · 박재산(2008). 우리나라 노인들의 정신건강에 대한 분석. 보건과 사회과학, 23, 105-132.

김고은 · 이종림(2013). 장애노인의 이중차별경험과 성공적 노화의 관계: 역할수행의 매개효과. 노인복지연구, 59, 257-280.

김남익(2011). 노인 여성들의 단전호흡과 걷기 운동이 ADL, 생활스트레스 및 우울에 미치는 영향. 한국발육발달학회지, 19(3), 215-223.

김동배(2004). 노인과 자원봉사, 한국자원봉사포럼, 한국자원봉사포럼 2005년 자료집, 65-68.

김동배 · 신수민 · 정규형(2012). 노년기 자원봉사참여유형이 우울에 미치는 영향: 자아통합감의 매개효과를 중심으로. 노인복지연구, 57, 7-28.

김문희(2007). 노인여성의 단전호흡 수련이 체지방, 체력 및 스트레스호르몬 수준에 미치는 영향. 한국스포츠리서치, 18(5), 91-102.

김미경 · 양은심(2008). 노인의 댄스 스포츠 참여에 따른 신체적 존중감 및 사회적 행복감에 미치는 영향. 한국스포츠리서치, 19(6), 3-18.

김미량 · 전혜자(2009). 여성노인의 댄스스포츠 활동이 스트레스, 자아존중감 및 우울에 미치는 영향. 한국여성체육학회지, 23(2), 15-27.

김미령(2012). 노인의 스트레스와 성인자녀의 지지가 행복감과 우울감에 미치는 영향. 한국사회복지조사연구, 32, 1-27.

김봉섭 · 김정미(2009). 노년층의 정보격차 결정요인 연구. 사회과학연구, 35(2), 193-222.

김상태(1987). 직장인의 스트레스와 정신장애. 건강소식, 11(1), 34-37.

김석현(2004). 스트레스 연구에 사용되는 생물학적 표지자. 대한스트레스학회지, 12(1), 45-50.

김수현(2013). 노인의 자원봉사 참여가 신체적 건강, 우울, 사회적 지지 및 삶의 의미에 미치는 영향. 한국노년학, 33(1), 53-66.

김수현 · 최연희(2007). 신체적 건강 상태가 노인의 자살생각에 미치는 영향. 한국노년학, 27(4), 775-788.

김양이 · 송기오(2010). 제주노인의 성생활 실태와 성문제 해결방안. 노인복지연구, 50, 221-242.

김영주(2009). 남녀별 독거노인과 동거노인의 건강습관, 스트레스, 우울, 자살생각 비교. 기본간호학회지, 16(3), 333-344.

김애경(2003). 노인의 스트레스 대처 과정에 대한 근거이론적 접근. 기본간호학회지, 10(3), 345-353.

김윤경 · 김태훈 · 홍해숙(2010). 노인전문병원 입원 노인의 인지훈련 프로그램이 인지기능, 스트레스 및 우울에 미치는 효과. 기초간호자연과학회지, 12(3), 140-147.

김은정(2009). 지역노인복지정책의 현황과 개선과제: 대구 · 경북을 중심으로. 사회과학논총, 28(1), 87-110.

김은주 · 김진석(2012). 스트레스와 해마: 뇌신경 기제의 시스템 분석. 한국심리학회지: 인지 및 생물, 24(1), 65-88.

김정모(2004). 스트레스에 대한 정보처리 대처 과정의 연령 차이. 한국심리학회지: 건강, 9(3), 647-663.

김정호 · 김선주(2007). 스트레스의 이해와 관리. 서울: 시그마프레스.

김재우 · 김신후 · 이재형(2008). 과산화수소에 의한 산화스트레스가 섬유주세포의 노화에 미치는 영향. 대한안과학회지, 49(10), 1665-1670.

김정현 · 김중환(2010). 노인복지관 물리치료실의 물리적 요법이 고혈압 관련 교감신경활성에 미치는 영향. 한국노년학, 30(2), 311-322.

김주현(2007). 노인을 위한 통합적 스트레스 관리 프로그램 개발. 스트레스연구,

15(2), 113-120.

김지영(2010). 인구 고령화로 인한 사회변화와 문화 정책적 대응방안. **문화정책논총**, 23, 145-167.

김태한 · 고준기(2013). 고령화에 따른 노인복지관련법의 문제점 및 향후 개선과제. **인하대학교 법학연구**, 16(1), 167-198.

김태현 · 한은주(2004). 독거노인의 자아존중감, 스트레스, 사회적 지원 경험유무에 따른 심리적 복지감. **한국가족관계학회지**, 9(3), 81-106.

김현순 · 김병석(2007). 자아존중감이 노인의 스트레스와 우울의 관계에 미치는 매개효과. **한국노년학**, 27(1), 23-37.

김현순 · 김병석(2007). 노인의 자살생각에 대한 경로분석. **한국심리학회지: 상담 및 심리치료**, 19(3), 801-818.

김형수(2004). 노인복지와 원예치료의 전망과 과제. **노인복지연구**, 24, 181-195.

김형수(2000). 노인과 자살. **노인복지연구**, 10, 25-45.

김혜영(2006). 노인의 자살생각과 관련요인에 관한 연구. 이화여대 석사학위 청구논문.

김효창 · 손영미(2006). 노인자살의 특성과 자살유형에 관한 연구. **한국심리학회지: 사회문제**, 12(2), 1-19.

나동석 · 김영대(2011). 노인의 성생활과 성태도가 삶의 만족도에 미치는 영향. **노인복지연구**, 52, 185-204.

남기민 · 이정은(2012). 노인의 일상생활 스트레스와 성공적 노화의 관계. **노인복지연구**, 57, 85-112.

노재철 · 고준기(2013). 독거노인에 대한 지원정책의 현황과 문제점과 법제도적 개선방안. **한국콘텐츠학회논문집**, 13(1), 257-268.

류성곤(2005). 노인에서의 외상 후 스트레스 장애. Anxiety and Mood, 2(1), 9-16.

문수경 · 박은영 · 최지현(2009). 지역사회복지관 이용 신체장애노인의 일상생활수행능력이 스트레스에 미치는 영향과 사회적 역할 참여의 매개효과 검증. **한국사회복지조사연구**, 21, 203-224.

민경훈(2002). 스포츠 참여가 노인의 사회 · 심리적 변인 및 스트레스 변인에 미치는 영향. **한국체육과학회지**, 11(1), 121-135.

박경식(2011). 노화와 소화기 질환: 위장관 기능 변화를 중심으로. The Korean Journal of Gastroenterology, 58(1), 3-8.

박근수 · 황대욱(2010). 원예활동 여가프로그램이 농촌노인의 정신건강과 생활만족도에 미치는 영향에 관한 연구. **관광연구**, 25(5), 333-348.

박보라 · 한채정(2010). 경혈 두피마사지가 스트레스 완화에 미치는 영향. **대한미용과**

학회지, 6(2), 179-183.
박봉길 · 전석균(2006). 노인의 자살생각에 영향을 미치는 우울증을 매개로 한 관련요인 연구. 정신보건과 사회사업, 22, 58-90.
박선애 · 허준수(2012). 노인의 죽음불안 영향요인에 관한 연구. 정신보건과 사회사업, 40(1), 59-88.
박재산 · 이정찬 · 김귀현 · 문재우(2009). 우리나라 노인의 자살충동에 영향을 주는 관련요인 연구. 보건과 사회과학, 226, 115-136.
보건복지부(2009). 2008 전국 노인실태조사.
보건복지부(2010). 고령사회 삶의 질 향상 기반 구축, 저출산 · 고령사회 기본계획 새로마지 플랜.
보건복지부(2011). 2011년도 노인실태조사.
보건복지부(2013). 정신건강사업안내.
배지연(2005). 노인의 자살생각에 관한 인과모형. 대전대학교 박사학위 청구논문.
배지연 · 김원형 · 윤경아(2005). 노인의 우울 및 자살생각에 있어서 사회적 지지의 완충효과, 한국노년학, 25(3), 59-73.
백유미 · 김재철(2012). 노인기 여성의 성생활 증진을 위한 인간중심적 집단상담 프로그램의 개발 및 효과. 노인복지연구, 57, 137-160.
변광호(2004). 마음-뇌=육체의 연결: 스트레스 반응. 한국정신과학회 학술대회논문집, 15, 31-46.
변광호 · 장현갑(2005). 스트레스와 심신의학. 서울: 학지사.
서경현(2007). 노년기 한국인의 스트레스. 스트레스연구, 15(4), 271-278.
서경현 · 김영숙(2003). 독거노인의 자아존중감과 우울. 한국심리학회지: 사회문제, 9(1), 115-137.
서문진희(2010). 종교와 노인의 우울증 및 삶의 질과의 관계연구. 교회사회사업, 12, 67-95.
서수균 · 백지영 · 정영숙(2012). 노인의 스트레스 및 삶의 의미성과 행복감의 관계. 한국심리학회지 : 발달, 25(3), 17-30.
서순이 · 장소영(2009). 아로마 손 마사지가 시설노인 여성의 수면, 우울 및 삶의 질에 미치는 효과. 여성건강간호학회지, 15(4), 372-380.
서인균 · 고민석(2011). 학대경험이 노인의 자살생각에 미치는 영향과 스트레스, 우울, 사회적 지지의 매개효과. 보건사회연구, 31(1), 127-157.
서화정(2005). 노인자살예방을 위한 사회사업 개입전략: 노인자살의 영향분석을 중심으로. 부산대학교 박사학위 청구논문.
송다영(2006). 저출산 고령화 시대 가족내부의 갈등. 저출산, 고령화와 사회갈등 세

미나, 25.
신용주(2012). 노인주거복지정책의 현황과 정책제언. **주거환경**, 10(19), 159-171.
신용주 · 구민정(2010). 노인 정보화교육과 노인의 생활만족도에 관한 탐색적 연구. *Interdisciplinary Journal of Adult & Continuing Education, 13*(4), 119-147.
신원우(2011). 노인의 신체 및 정신건강 문제와 생활만족도간의 관계: 자원봉사활동 참여의 조절효과를 중심으로. **노인복지연구**, 54, 135-163.
심준영 · 안승찬 · 유하진 · 이승헌(2004). 뇌호흡 명상 훈련에 따른 프로농구선수의 기분상태 및 스트레스 호르몬 변화. **한국체육학회지**, 43(1), 153-161.
안세윤 · 하창순(2008). 대학생의 자기통제력과 스트레스 지각 및 대처와의 관계. **상담학연구**, 9(2), 391-403.
안정덕(2003). 복식호흡과 명상프로그램이 태권도 선수들의 스트레스 감소에 미치는 영향. **한국체육교육학회지**, 8(2), 172-187.
양숙미 · 홍숙자(2003). 농촌노인의 독거 · 동거 가구형태가 심리적 고독감에 미치는 영향. **한국가정관리학회지**, 21(6), 129-139.
엄인숙(2012). 노인의 생활스트레스와 사회적지지가 우울에 미치는 영향. **복지행정논총**, 22(1), 73-90.
오연목(2008). 노인 기관지 천식. **대한내과학회지**, 75(2), 153-155.
유경 · 민경환(2003). 노년기 정서 경험과 적응의 특성: 정서최적화. **한국심리학회지**, 22(2), 81-97.
유광수 · 박현선(2003). 독거노인과 가족동거노인의 건강 상태에 관한 비교 연구. **한국노년학**, 23(4), 163-179.
유민(2011). **포스트게놈 시대의 전문인을 위한 유전학**. 서울: 월드사이언스.
유수정 · 송미순(2001). 고혈압 노인에서 복식호흡 이완훈련이 혈압 및 스트레스 반응에 미치는 영향. **대한간호학회지**, 31(6), 998-1011.
윤상호(2001). 스트레스 관리 프로그램 적용이 고혈압자의 스트레스 반응 및 운동부하시 혈압에 미치는 영향. **한국체육학회지**, 40(4), 677-688.
윤숙영 · 최병진(2010). 원예치료가 치매노인의 스트레스 및 혈중 코티솔 호르몬에 미치는 영향. **한국원예과학기술**, 28(5), 891-894.
윤현숙 · 원성원(2010). 노인의 영성과 종교활동이 생활만족도와 우울에 미치는 영향. **한국노년학**, 30(4), 1077-1093.
윤현희 · 김명자(1994). 남녀노인의 스트레스와 대처행동, 적응감 연구. **한국노년학**, 14(1), 17-32.
이금룡 외 (2009). **노인자원봉사실천론**. 서울: 학지사.

이금재 · 이에리자(2011). 취약계층 독거 여성노인의 영적안녕 영향요인. **기본간호학회지**, 18(4), 538-546.

이미애 · 남기민(2007). 스트레스 대처방안을 매개로 한 노인의 스트레스와 우울 및 자살생각 간의 관계. **사회복지연구**, 34, 307-325.

이봉재(2012). 노인자원봉사클럽 사업성과 분석과 활성화 방안 모색을 위한 조사연구. (사)대한노인회 노인자원봉사지원센터.

이봉재(2006). 동성애에 대한 사회복지전공 대학생들의 태도 관련요인 연구. **사회과학연구**, 22(2), 1-19.

이봉재 · 오윤진(2008). 가구형태에 따른 노인의 자살생각 관련요인에 관한 연구. **대한가정학회지**, 46(10), 49-57.

이상열 · 정현성 · 심제명 · 김은정 · 김승준(2008). 유산소 운동과 저항성 운동이 노인들의 고혈압에 미치는 영향. **대한물리의학회지**, 3(4), 261-268.

이상혁(2007). 노년기 우울증과 스트레스. **스트레스연구** 15(4), 295-301.

이선영(2008). 향요법 손마사지가 시설노인의 스트레스, 우울, 수면장애에 미치는 효과. **대한임상건강증진학회**, 8(1), 40-48.

이성호(2008). 출생 전 스트레스에 의해 프로그램된 후생학적 반응: F1 수컷 흰쥐 모델. **발생과 생식**, 12(2), 117-124.

이양원 · 최호규(2011). 노인전문병원의 여가프로그램과 고객만족에 관한 연구. **경영컨설팅 리뷰**, 2(1), 43-65.

이영미(2011). 장애노인의 주관적 삶의 질 영향요인 연구: 노령화된 장애인과 노인성 장애인 간 비교를 중심으로-장애인의 주관적 삶의 질 영향요인 연구. 한국장애인고용공단.

이용환(2012). 120 콜센터 확대운영 타당성 연구. 경기개발연구원 정책연구보고서.

이윤경(2012). 노인의 기능상태 · 수발실태와 정책과제. **보건복지포럼** 2012. 10, 52-63.

이윤미(2006). 자가 발반사마사지가 중년여성의 우울, 스트레스 반응 및 면역기능에 미치는 효과. **대한간호학회지**, 36(1), 179-188.

이윤정(2012). 노인가구의 정보화 상태가 우울과 자살생각에 미치는 영향. **한국가정관리학회 제52차 추계학술대회 자료집**, 215-229.

이은경(2006). 응급의료센터에 내원한 노인의 자살에 관한 조사연구. 이화여대 석사학위 청구논문.

이재광(1998). 외상 후 스트레스 장애의 심리적 상태와 정신치료. **의료와 법률**, 5, 27-40.

이정윤 · 김진주 · 구승엽(2010). 노화의 후생유전학적 기전에 대한 증거. **인구의학연**

구논집, 23, 1-8.
이정희(2010). 생명체 시스템과 시스템적 생명인식. 철학논총, 62(4), 394-400.
이주경(2012). 장애노인의 우울과 불안에 미치는 영향요인. 사회과학연구, 23(4), 189-212.
이지혜 · 정지혜 · 김현숙(2010). 노화에 따른 면역지표의 변화에 관한 연구. 한국영양학회지, 43(2), 152-160.
이현심(2010). 유배우자 여성노인의 성생활에 관한 연구. 노인복지연구, 48, 151-176.
이현우(2006). 호흡이완훈련기법이 골프선수들의 경쟁상태불안 및 스트레스호르몬에 미치는 영향. 한국스포츠리서치, 17(5), 1203-1212.
이희자(2011). 과로성 정신질환 · 자살과 업무상 재해. 산업관계연구, 21(4), 133-156.
임선영 · 김태현(2002). 노년기 부부스트레스와 결혼불안정성. 한국노년학, 21(3), 111-128.
임성관(2012). 노인을 위한 독서치료. 서울: 시간의 물레.
임성철(2012). 노인 당뇨병환자에 대한 개입전략. *The Journal of Korean Diabetes, 13*(1), 52-55.
임주영 · 전귀연(2012). 노인의 스트레스와 불안과의 관계. 한국노년학, 32(1), 257-272.
장미희 · 김윤희(2005). 노인의 스트레스, 우울 및 자살생각간의 관계. 정신간호학회지, 14(1), 33-42.
장유리 · 이정남 · 윤현숙 · 김수영(2008). 노년기 자기통제감에 영향을 주는 요인. 한국노년학, 28(4), 1055-1068.
장재봉 · 박옥란 · 윤택은(2010). 활성산소, 신체활동, 노화 그리고 항산화제. 한국정체경락학회지, 2(1), 19-27.
전해숙(2010). 초고령 노인의 스트레스와 대처방안이 심리적 안녕감에 미치는 영향. 노인복지연구, 47, 51-70.
전혜정(2004). 미국노인의 종교활동 참여와 우울증. 한국가정관리학회지, 22(6), 191-199
정진경(2011). 노년기 자원봉사 시간과 심리사회적 안녕감의 관계- 비선형성의 탐색. 한국사회복지학, 63(1), 137-158
정경희 · 오영희 · 석재은 · 도세록 · 김찬우 · 이윤경 · 김희경(2005). 2004년도 전국노인생활 실태 및 복지욕구조사. 한국보건사회연구원.
정미경 · 이규미(2010). 노인의 스트레스, 우울, 낙관주의 및 적응유연성의 경로분석. 한국노년학, 30(2), 629-642.
정민숙 · 이유라(2012). 정보화교육 참여노인의 인터넷활용 만족이 생활만족에 미치는 영향. *Interdisciplinary Journal of Adult & Continuing Education, 15*(1), 63-85.

정순둘(2003). 저소득 노인의 가족동거여부와 삶의 만족도. **한국가족복지학**, 11, 60-79.

정은 · 강수진(2009). 생활시설 입소노인의 스트레스 경감을 위한 해결중심단기치료 사례연구. **한국가족치료학회지**, 17(2), 1-21.

정호영 · 노승현(2007). 노인 자살생각에 영향을 미치는 요인에 관한 연구. **한국노년학**, 27(4), 789-805.

조맹제 · 배재남 · 서국희 · 함봉진 외(1999). DSM-III-R 주요우울증에 대한 한국어판 Geriatric Depression Scale(GDS)의 진단적 타당성 연구. **대한신경정신의학회지**, 38(1), 48-63.

조미영(2013). **미술심리치료의 이해와 실제**. 서울: 파란마음.

조애저(2008). 노인학대 실태와 정책방안. **보건복지포럼**, 143, 16-29.

조선화(2005). 아로마 손마사지가 입원노인의 스트레스 반응에 미치는 효과. 고신대학교 대학원 박사학위논문.

조용래 · 노현진 · 최예종 · 양상식 · 지은혜(2008). 스트레스 관리 프로그램이 지역사회 거주 노인들의 우울수준, 스트레스 반응, 지각된 건강 상태 및 정서조절곤란에 미치는 효과: 예비연구. **인지행동치료**, 8(2), 27-50.

차홍선 · 김미영 · 문덕환(2012). 아로마요법에 의한 수술실 간호사의 스트레스 완화 효과. **한국미용학회지**, 18(3), 623-631.

채창훈 · 박석(2007). 규칙적인 운동과 DL-α-lipoic acid 투여가 노화 유도시 해마의 BDNF, Caspase-3 그리고 Apoptosis에 미치는 영향. **체육과학연구**, 18(3), 46-55.

최금주 · 이수한(2007). 가톨릭노인의 내재적 · 외재적 종교성향이 삶의 만족도에 미치는 영향. **한국동서정신과학회지**, 11(1), 63-76.

최선희 · 양혜원(2004). 한 · 일 시설거주 노인의 정신건강: 우울 및 스트레스를 중심으로. **한국노년학**, 24(1), 129-147.

최승애 · 정현희(2004). 역기능적 태도, 스트레스 지각, 대처방식, 스트레스 장애 간의 구조경로 분석. **상담학연구**, 5(2), 353-366.

최승완(2008). 아로마요법이 치매행동심리증상에 미치는 효과. **한국노년학**, 28(4), 1069-1087.

최애나 · 권환순(2009). 노래를 중심으로 한 음악치료 회상 요법이 노인의 정서에 미치는 영향. **한국가정관리학회지**, 27(4), 31-37.

최애나 · 류기광(2007). 집단음악치료가 치매노인의 인지기능, 우울정서, 삶의 질 및 정신행동증상에 미치는 효과. **특수교육재활과학연구**, 46(3), 143-174.

최영(2005). 가구형태에 따른 노인의 건강 상태 결정요인에 관한 연구. **한국노인복지학회**, 29, 123-149.

최영훈(2009). 노인정보화: 정책문제의 인식과 정책수단. **한국지역정보화학회지**, 12(2), 131-158.

최영희 외(2012). **노인과 건강(개정4판)**. 서울: 현문사.

최외선(2007). 노인의 자아통합감과 죽음불안에 대한 연구. **한국노년학**, 27(4), 755-773.

최정민(2010). 노인스트레스 자살생각에 관한 연구: 탄력성의 조절효과를 중심으로. **한국사회복지조사연구**, 24, 233-253.

통계청(2003). 2003년 고령자 통계.

통계청(2005). 사망원인연보.

통계청(2007). 장래가구추계.

통계청(2011). 2010년 인구주택 총조사.

통계청(2011). 2011년 장래인구추계.

통계청(2012). 2012년 생명표.

통계청(2012). 2012년 장래인구추계.

하정희(2007). 스트레스 지각과 부정정서와의 관계. **상담학연구**, 8(4), 1573-1592.

한내창(2002). 노인들에게 있어서 종교와 삶의 질. **종교연구**, 26, 43-61.

한미정(2002). 대처방식, 내외통제성, 자아존중감에 따른 죽음불안의 발달적 고찰. **한국심리학회지: 일반**, 21(2), 179-198.

한효나 · 김선희(1995). 식이지방과 스트레스가 흰쥐의 뇌 지방산조성에 미치는 영향. **한국지질학회지**, 5(2), 271-281.

허동규(2009). 명상프로그램이 노인의 스트레스 반응 감소에 미치는 영향. **한국콘텐츠학회논문지**, 9(3), 232-240.

홍영수 · 전선영(2005). 청소년의 생활스트레스가 자살생각에 미치는 영향과 우울의 매개효과. **정신보건과 사회사업**, 19, 125-149.

Antoniou, A., Pharoah, P., Narod, S., et al. (2003). Average risks of breast and ovarian cancer associated with BRCA1 or BRCA2 mutations detected in case series unselected for family history: A combined analysis of 22 studies. *American Journal of Human Genetics, 72*, 1117-1130.

Bear, M., Connors, B., & Paradiso, M. (2007). **신경과학: 뇌의 탐구**. 강봉균 외 공역. 서울: 바이오메디북.

Blanchard-Fields, F., & Camp, C. (1990). Affect, individual differences, and real world problem solving across the adult life span. In T. Hess (Ed.), *Aging and cognition: Knowledge organization and utilization* (pp. 461-497). Amsterdam: North-Holland.

Brannon, L., & Feist, J. (2000). 건강심리학. 한국건강심리학회 역. 서울: 시그마프레스.

Carstensen, L. L., & Lockenhoff, C. E. (2003). Aging, emotion, and evolution: The bigger picture. *Annals of the New York Academy of Sciences, 1000*, 152-179.

Catanzaro, S., Horaney, F., & Creasey, G. (1995). Hassles, coping, and depressive symptoms in an elderly community sample: the role of mood regulation expectancies. *Journal of Counseling Psychology, 42*, 259-265.

Clair, A., & Memmott, J. (2008). Therapeutic Uses of Music with Older Adults(2nd ed.). American Music Therapy Association.

Cohen, S., Tyrrell, D., & Smith, A. (1991). Psychological stress and susceptibility to the common cold. *New England Journal of Medicine, 325*, 606-612.

Combs-Orme, T. (2013). Epigenetics and the Social Work Imperative. *Social Work, 58*(1), 23-30.

Conwell, Y. (1997). Management of suicidal behavior in the elderly. *Psychiatric Clinics of North America, 20,* 667-683.

Dolinoy, D., Weidman, J., Waterland, R., & Jirtle, R. (2006). Maternal genistein alters coat color and protects Avy mouse offspring from obesity by modifying the fetal epigenome. *Environ Health Perspect. 114*, 567-572.

Duvall, E. (1977). *Marriage and family development* (5th ed.). Philadelphia: J. B. Lippincott.

Egger, G., Liang, G., & Aparicio, A. (2004). Epigenetics in human disease and prospects for epigenetic therapy. *Nature, 429*(6990), 457-463.

Folkman, S., Lazarus, R., Pimley, D., & Novacek, J. (1987). Age differences in stress and coping processes. *Psychology and Aging, 2*, 171-184.

Fossel M. (2011). 텔로미어. 심리나 역. 서울: 쌤앤파커스.

Fraga, M., & Esteller, M. (2005). Towards the human cancer epigenome: a first draft of histone modification. *Cell Cycle, 4*(10), 1377-1381.

Gilbert, S. F. (2009). Aging and cancer as diseases of epigenesis. *Journal of Bioscience, 34*, 601-604.

Glass, T., Kasl, S., & Berkman, L. (1997). stressful life events and depressive symptoms among the elderly. *Journal of Aging and Health, 9*(1), 70-89.

Gregoire, C. (2013). Stress and aging: 5 ways chronic stress can affect the aging process. The Huffington Post 2013. 4. 11.

Holkup, A., Tang, J., & Titler, M. (2003). Evidence-based protocol: Elderly suicide-secondary prevention. *Journal of Gerontological Nursing, 29*, 6-17.

Kalat, J. (2004). **생물심리학**. 김문수 외 공역. 서울: 시그마프레스.

Khan, F.(2010). Preserving human potential as freedom: A framework for regulating epigenetic harms. *Health matrix, 20*, 259-323.

Kim, J. (2002). A study on epistemology of Korean elder's suicidal thought. *Journal of Korea Gerontological Society, 22*(1), 159-172.

Kuyper, L., & Fokkema, T. (2010). Loneliness among older lesbian, gay, and bisexual adults: The role of minority stress. *Arch Sex Behav, 39*, 1171-1180.

Lawson, M. (1998). Volunteering: 101 ways you can improve the world & your life. San Diago, CA: ALTI Publishing.

Lazarus, R., & Folkman, S. (1984). *Stress appraisal and coping*. New York: Springer.

Lupien, S. J., McEwen, B. S., Gunnar, M. R., & Heim, C. (2009). Effects of stress throughout the lifespan on the brain, behavior, and cognition. *Nature Reviews Neuroscience, 10*, 434-445.

McCrory, E., De Brito, S. A., & Viding, E. (2010). Research review: The neurobiology and genetics of maltreatment and adversity. *Journal of Child Psychology and Psychiatry 51*, 1079-1095.

McCubbin, M., & McCubinn, H. (1988). Typologic of resilient families: Emerging roles of social class and ethnicity. *Family Relations, 37*, 247-254.

McGowan, P. O., Sasaki, A., D'Alessio, A., Dymov, S., Labonte, B., Szyf, M., et al. (2009). Epigenetic regulation of the glucocorticoid receptor in human brain associates with childhood abuse. *Nature Neuroscience, 12*, 342-348.

Meaney, M. J. (2001). Maternal care, gene expression, and the transmission of individual differences in stress reactivity across generations. *Annual Review of Neuroscience, 24*, 1161–1192.

Nafee, T. M., Farrell, W. E., Carroll, W. D., Fryer, A. A., & Ismail, K. M. (2007). Epigenetic control of fetal gene expression. *British Journal of Genetics, 115*, 158–168.

Rice, V. (2012). Theories of stress and its relationship to health. In V. Rice (Ed.), *Handbook of stress, coping, and health* (2nd ed.). Thousand Oaks, CA: SAGE.

Rosa, A., Picchioni, M., Kalidindi, S., et al. (2008). Differential methylation of the X-chromosome is a possible source of discordance for bipolar disorder female monozygotic twins. *American Journal of Medical Genetics, Part B (Neuropsychiatric Genetics), 147B*, 459-462.

Roth, T. L., Lubin, F. D., Funk, A. J., & Sweatt, J. D. (2009). Lasting epigenetic influence of early-life adversity on the DBNF gene. *Biological Psychiatry, 65*, 760–769.

Sapolsky, R. (2004). 스트레스: 당신을 병들게 하는 스트레스의 모든 것. 이재담 · 이지윤 역. 서울: 사이언스북스.

Shives, L. (2008). *Basic Concepts of Psychiatric Mental Health Nursing* (7th ed.). Lippincott Williams & Wilkins.

Stone, A., Read, B., & Neale, J. (1987). Changes in daily event frequency precede episodes of physical symptoms. *Journal of Human Stress, 13*, 70-74.

Stuart, G., & Laraia, M. (2005). *Principles and practice of phychiatric nursing* (8th ed.). St. Louis, MO: Mosby.

Talbott, S. (2007). 코티솔조절법. 대한만성피로학회 역. 서울: 전나무숲.

Thomas, C. (2002). The first national study of elder abuse and neglect: Contrast with results from other studies. *Journal of Elder Abuse and Neglect, 12*, 1-14.

Walsh, F. (1996). The concept of family resilience: Crisis and challenge. *Family Process, 35*, 261-281.

Wight, R., LeBlanc, A., Vries, B., & Detels, R. (2012). Stress and mental health among midlife and older gay identified men. *American Journal of Public Health, 102*(3), 503-510.

찾/아/보/기

저/자/소/개

이봉재 ... 숭실대학교 사회사업학과 학사, 석사
Norfolk State University, MSW
University of Pittsburgh, Ph.D.
현, 서울신학대학교 사회복지학과 부교수

노년기 스트레스의 이해

2014년 4월 25일 1판 1쇄 인쇄
2014년 4월 30일 1판 1쇄 발행

지 은 이 이봉재
펴 낸 이 최용구
펴 낸 곳 도서출판 신정

주 소 (140-846) 서울시 용산구 원효로 89길 19 (원효로1가)
전 화 3211-4782·0266(영업부), 3211-4783(편집부), 3211-4784(팩스)
이 메 일 shinjeong72@naver.com
홈페이지 www.sjbook.co.kr
등 록 2001년 5월 11일 제13-702호
기획마케팅 최용구 장만동 송대용
책임편집 석기은 최윤정 황가연
표 지 SDY

ISBN 978-89-5912-330-8 93330

정가 12,000원